教育部人文社会科学研究规划项目（17YJCZH101）
国家自然科学基金项目（71871158、72104180）
中国工程院咨询研究项目（重大）（2019-ZD-36）

基于患者异质性的数据驱动型
共同决策方法研究

主　编　梁丽军
副主编　刘子先　王化强

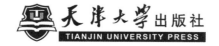

图书在版编目(CIP)数据

基于患者异质性的数据驱动型共同决策方法研究/梁丽军
主编；刘子先，王化强副主编. —天津：天津大学出版社，
2022.7

ISBN 978-7-5618-7246-8

Ⅰ.①基… Ⅱ.①梁… ②刘… ③王… Ⅲ.①疾病—
诊疗—研究 Ⅳ.①R4

中国版本图书馆CIP数据核字（2022）第126843号

出版发行	天津大学出版社	
地　　址	天津市卫津路92号天津大学内（邮编：300072）	
电　　话	发行部：022-27403647	
网　　址	www.tjupress.com.cn	
印　　刷	北京盛通商印快线网络科技有限公司	
经　　销	全国各地新华书店	
开　　本	787mm×1092mm　1/16	
印　　张	7	
字　　数	175千	
版　　次	2022年7月第1版	
印　　次	2022年7月第1次	
定　　价	48.00元	

前　言

　　以患者为中心的价值医疗是医疗服务开展的核心理念。在这个大背景下,医疗模式逐渐由大众医疗转向以患者为中心的服务模式,医患共同决策模式成为临床决策所倡导的理想模式。共同决策模式历经四十年的研究和众多学科的临床实践,在欧美国家已发展得相当成熟,不仅建立了较为完善的理论体系,而且逐步建立起相关法律或政策支持。然而由于我国医疗资源总体短缺等情况,国外很多共同决策理论和方法并不适合我国国情。本书拟结合临床历史数据,建立基于患者生物异质性治疗方案的疗效、风险、费用、住院天数等属性的预测模型,通过离散选择实验首先将患者人文性偏好量化,在以上证据基础上,构建数据驱动的临床共同决策模式。该模式可以通过数据挖掘等方法为临床决策提供科学证据,能够有效节约医患沟通时间,并且符合我国的国情,将使共同决策模式实施成为可能;该模式为以患者为中心的临床诊疗实施提供新方法,为提高医疗服务质量、科学评估并合理利用稀缺的医药资源、实现以人为本的个性化医疗提供一定的理论参考。

　　本书针对疾病诊疗过程中存在的实际问题和治疗方案评估研究现状,从患者个体差异的角度分析疾病诊疗决策模式,提出了基于患者生物及人文异质性的数据驱动型共同决策框架;采用数据挖掘等方法识别基于患者个体差异的疾病诊疗模式下复杂疾病诊断的关键影响因素,并构建患者潜在类别模型;在临床历史数据基础上预测不同类别患者治疗方案的住院费用、住院天数等关键属性值,通过离散选择实验方法调查医患偏好,并考虑到患者异质性引入故障树构建了治疗方案实施临床路径;在以上研究的基础上,针对患者可以选用的治疗方案,提出了基于医患偏好差异的数据驱动型治疗方案评估方法,并考虑到治疗方案评估过程中评估者常难以准确评估治疗方案各指标值及其权重,提出了考虑不确定性的治疗方案评估及分类方法。通过以上研究为所提出的基于患者生物及人文异质性的数据驱动型共同决策模式的实施奠定了理论基础。

　　本书由天津中医药大学梁丽军担任主编,由天津大学刘子先以及天津体育学院王化强担任副主编。本书得到教育部人文社会科学研究规划项目(17YJCZH101)、国家自然科学基金项目(71871158、72104180)以及中国工程院咨询研究项目(重大)(2019-ZD-36)的支持,在此表示衷心感谢。

　　本书主要面向医疗行业的政策制定者、临床医生、医院管理者、行业专家、科研人员及高校相关专业的教师、研究生等。

　　由于作者水平有限,成稿时间仓促,书中一定还有不少的谬误,恳请同行及广大读者批评指正。

编者

2022 年 1 月

目　　录

第1章 基于患者异质性的疾病诊疗决策模式研究

1.1 疾病诊疗决策和患者异质性的基本概念

1.1.1 疾病诊疗决策

决策的概念最早由巴纳德等人在管理学理论中提出,是指对两个以上的备选方案进行评估,选择最佳方案的过程。1947年西蒙等人在前人研究的基础上提出了现代决策管理理论。之后,决策理论有了快速的发展,从理论决策发展到行为决策,从个体决策方式发展到群决策方式。随着管理学的发展,人们对决策理论日益重视,认识到决策是决策者为了既定目标,在掌握大量信息的基础上,利用科学方法对多个备选方案进行评估,从而选取最满意方案的过程。

在医学领域,决策理论有着重要的应用,疾病诊疗决策已经成为医疗卫生服务的重要研究内容,也是保证医学服务质量的关键实践环节。吴咸中、钟南山、樊代明、邱蔚六等院士[1-4]都强调了疾病诊疗决策研究的重要性和必要性。由于人是一个复杂的生命体且患者具有个体差异性,影响疾病诊疗的因素较多,决策过程较为复杂。临床决策可以分为广义的临床决策和狭义的临床决策。广义的临床决策包括临床管理决策、临床科研决策、临床教学决策、临床医疗决策等四个方面的内容;狭义的临床决策实际上是指临床医疗决策,包括预防决策、疾病诊断决策和临床治疗决策,其中疾病诊断决策和临床治疗决策最为重要。疾病诊疗决策研究运用各种数学模型和数据挖掘等方法来辅助医务人员诊断疾病、选择最佳治疗方案、评估疾病预后策略、预测个人所处的危险状态等。疾病诊疗决策问题涉及循证医学、卫生技术评估、医疗信息学、药物经济学、伦理道德及法律等多个领域,需要综合运用医学、管理学、经济学等多学科相关理论与技术。

1.1.1.1 疾病诊断

疾病诊断是将医学知识用于临床工作的重要实践环节,对临床诊断决策的系统研究有利于降低漏诊、误诊率,提高疾病诊断正确率,为后续治疗提供参考。疾病诊断实际上是将患者的病症、检验结果等与该疾病诊断特征相比较,对患者进行诊断,确定患者所患病种类别的过程。疾病诊断的过程复杂,主要包括患者资料收集和资料分析两大部分。

患者资料收集一般依照循序渐进的原则进行:病症描述—病史—基础检查—常规实验室检查—辅助检查(影像检查、电生理检查等)—特殊检查。患者资料涵盖信息广泛,包括患者基本信息(如个人信息、症状描述、病史等)和检查检验信息(如影像检查、电生理检查、病理检查等），见图 1-1。需要指出的是，在疾病诊断过程中，患者资料收集和资料分析是交叉进行的，经验丰富的临床医生可以凭借实践经验选择有针对性的检查项目，在做完相应检查项目后仍不能确诊的情况下，才考虑进行其他项目的检查。疾病诊断应该进行合理的检查，尽量减少患者不必要的身体痛苦及经济负担。

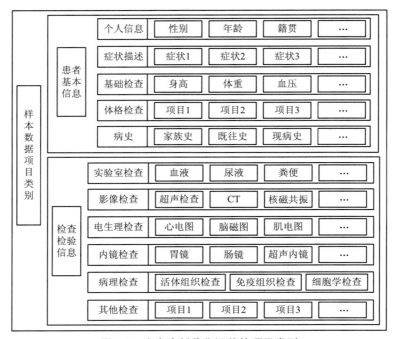

图 1-1　患者资料收集涵盖的项目类别

资料分析需要医务人员有充足的医学知识和丰富的临床经验，通过对各方面的资料进行系统的甄别和综合分析，从而给出初步诊断结果。一般在确诊后给予治疗，不能确诊的，需要进一步对患者进行观察、检查等，直至确诊。

疾病诊断的一般过程见图 1-2。

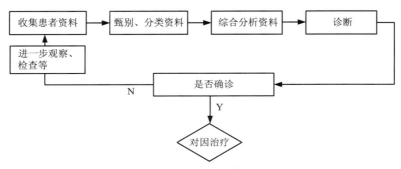

图 1-2　疾病诊断的过程

1.1.1.2　临床治疗

治疗既是诊断的延续，又是检验诊断的手段。临床治疗决策的科学制定能够有效减少临床实际工作的失误,提高疾病治疗的有效性,是患者生命健康的重要保障。临床治疗决策是指根据国内外医学科研的最新进展,对提出的临床方案与已有治疗方案进行系统评估,权衡各备选方案的利益及风险,从而选择最佳治疗方案的过程。随着医学技术的发展,针对同一种疾病可能有多种治疗方案可供选择(见图 1-3),必须运用专业知识、临床经验和科学思维对备选治疗方案进行评估,选择最佳治疗方案以减少临床不确定性,使有限的卫生资源发挥最大的效用。

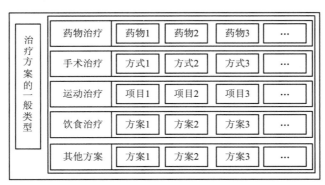

图 1-3　治疗方案的一般类型

在临床治疗决策制定过程中(包括临床治疗决策分析)必须贯彻真实、有效的原则。各备选治疗方案的制定及评估应该依据患者的实际病情及科学的证据理论,充分利用科学技术手段收集并借鉴国内外有价值、实效的循证证据,突破医生个人经验的局限性,尽可能选择最优的治疗方案。由于临床治疗决策的实施对象是患者,而患者具有个体差异性,因此临床治疗决策必须根据患者的具体状况进行制定。临床治疗决策过程较为复杂,其具体过程见图 1-4。

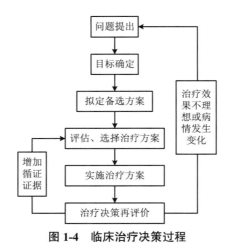

图 1-4　临床治疗决策过程

1.1.2　患者异质性

个性化临床决策是临床决策最优化、提高医疗服务质量的关键问题。莱布尼茨指出"世界上没有两片完全相同的树叶"。人是一个复杂的生命体,任何两个患者的诊疗情况不会完全一致。利用相同的治疗方案对患有同一种疾病的患者进行治疗,疗效可能不同,因此在临床决策中,医务人员既要识别某类疾病患者的共性,也要充分掌握患者的个体差异性,根据患者的具体情况给出适合患者的最佳诊疗方案。

患者异质性包括生物性个体差异及人文性个体差异两个方面。生物性个体差异是对患者进行个性化诊疗的物质基础。患者生物性个体差异主要包括年龄、性别、种族、病情、解剖、生理、病理、生化检验、免疫机能、并发症、疗效、既往史、家族遗传病以及女性月经周期、孕产经历等方面的差异。在实践中,医务人员一般根据患者的生物性指标进行临床诊疗决策的制定,而较少考虑患者的个性、心理、行为、社会生活、文化等方面的人文性个体差异。由于患者的人文性个体差异的存在,患者个体对各备选治疗方案的利弊有一定的"敏感性偏好"。临床决策研究不仅要关注患者的生物性个体差异,而且要重视人文性个体差异引起的患者对疾病诊疗方案的偏好。通过文献检索发现,国内外并没有对患者偏好进行严格的定义。国外学者对患者偏好的研究主要包括三个方面的内容:患者对医疗服务因素的偏好、患者偏好(效用值)的测定以及基于患者自身的治疗方案决策制定[5]。在药物经济领域,偏好被定义为"患者对某种治疗结果的倾向或意愿,通常体现为效用或价值"[6]。在制造服务行业,消费者偏好是指消费者主观上对某种商品或服务的偏爱心理[7],同样在临床诊疗中,患者也时常表现出某种偏好,会对治疗方案及药品需求产生影响,包括对成本、治疗效果、疼痛程度、不良反应发生率、用药方式、机会成本等各方面的偏好。

1.1.3　医疗信息的特点

人是一个复杂的生命体,影响疾病的因素多,诊疗过程复杂,病情动态变化,风险不确定且后果严重等,使临床收集的医疗信息具有如下特点。

1. 属性多,数据复杂

在疾病诊断过程中,为了准确诊断患者所处的危险状态,医务人员需要对高维度的数据进行分析,例如,医务人员不仅要关注患者的症状以及患者的年龄、体重、身高、既往史、家族遗传病等,还需要对相关疾病的血常规、病理、心电图、CT、核磁共振等多项目检查的信息进行分析。医疗信息包含图像、数据、信号等多类别的信息,数据复杂且维度高,具有大量冗余信息。

2. 具有不均衡性

由于一些复杂疾病(特别是疑难杂症)一般包括多个类型,针对疾病的每个类型收集大量的样本数据较为困难,所以医疗数据集中各类别样本量不均衡的现象普遍存在。例如,心律失常数据集的窦性心动过速样本数量会明显小于健康者样本的数量。在疾病诊断分类预测时,如果把患者样本错误地分到正常样本类别,会导致患者错失最佳治疗时期,因此人们对患病样本的预测正确率更为关注。

3. 具有不确定性

基于以下原因,医疗信息具有不确定性:①由于受到主观因素的影响,医务人员对治疗过程效果的描述可能不同;②由于患者具有个体差异性,对患有同一种疾病的患者采用相同的治疗方案,治疗效果可能千差万别;③疾病诊疗过程是一个动态变化的过程,患者的病情及治疗的指标值随时可能发生变化。

4. 具有不完整性

基于以下原因,医疗信息具有不完整性:①许多医疗信息的记录不完整,存在缺省值;②不同医务人员对不同患者进行诊疗及病历记录时,存在人为因素造成的信息偏差及检查项目的缺失等问题。

与其他领域不同,医疗信息具有的特殊性加大了临床决策研究的难度,但医疗决策的制定关系到人们的生命健康,因此必须加强对临床诊断及治疗决策的研究,提高医疗服务水平。

1.2　基于患者异质性的疾病诊疗决策体系和诊疗框架

1.2.1　基于患者异质性的疾病诊疗决策体系

通过前面的分析可知,影响疾病诊疗的因素多,决策过程复杂,特别是由于患者具有明显的个体差异性,最优诊疗决策的制定必然要考虑患者异质性。随着社会经济的发展以及生物 - 心理 - 社会医学服务模式的推广,以患者为中心的个性化服务成为当前医疗服务的关注重点。诊疗决策的制定不仅应该考虑患者的病情、生理、病理、疗效等方面的生物学个体差异,还需要关注患者的心理、行为、社会生活、价值偏好等方面的人文性个体差异。因此,疾病诊疗决策的制定应该建立在患者个体差异的基础上,利用疾病诊疗的各种方法及管理学、经济学等多学科相关理论与技术,制定以保证医疗服务质量为目的的最佳疾病诊疗决策。图 1-5 给出了基于患者异质性的疾病诊疗决策流程。

疾病的诊疗流程主要包括疾病诊断和临床治疗两部分。患者进入诊疗流程,医生需要根据患者的具体病情,给出初步诊断,明确患者症状是否危急,判断是否需要急诊处理,之后需要进行观察与辅助检查等项目,确定危险因素、原发病因、病情严重度等,如果做完相关辅助检查后仍不能确诊,需要进一步对患者进行观察及特殊检查,直至确诊。在疾病未确诊前,可以根据患者的具体病情给予相应的中性药物对症治疗。医生需要在临床经验及循证医学等知识体系下根据患者的生物性特征进行诊断,制定治疗决策时,应该在患者的生物性及人文性个体差异的基础上确定备选方案,并对备选方案进行评估和选择,以给出最优诊疗决策。

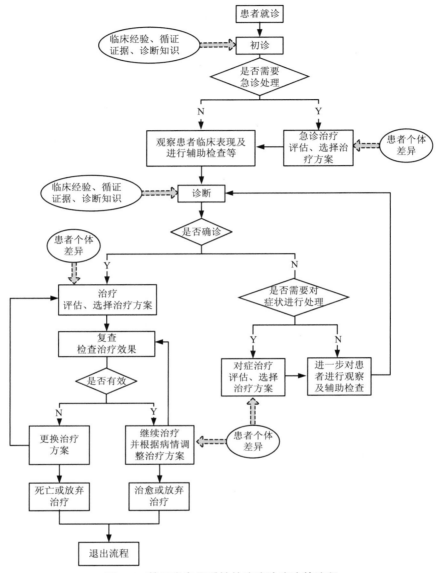

图 1-5　基于患者异质性的疾病诊疗决策流程

1.2.2　基于患者异质性的疾病诊疗框架

根据基于患者异质性的疾病诊疗决策流程以及当前医疗服务的研究现状,本节提出了基于患者异质性的疾病诊疗决策框架,如图 1-6 所示。该决策框架主要包括患者资料收集(患者主诉及辅助检查等)、疾病诊断、临床治疗三个部分,每个部分包括不同的模块;三个部分不是截然分开的,而是相互影响、互相关联的。

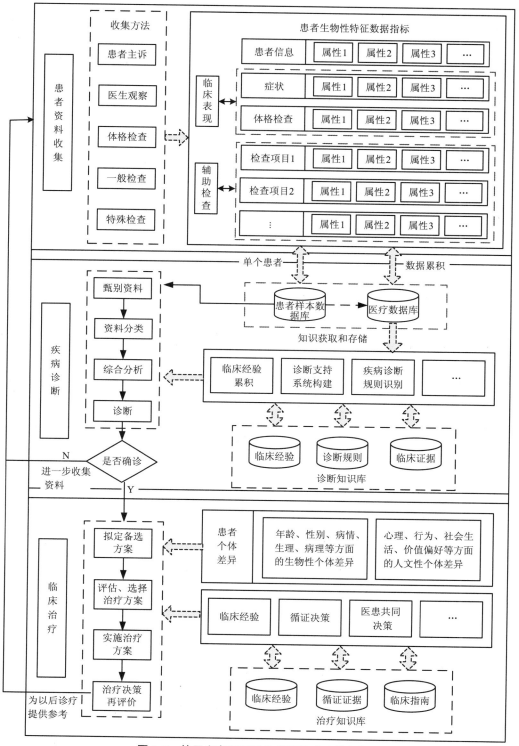

图 1-6　基于患者异质性的疾病诊疗决策框架

1.2.2.1　患者资料收集

疾病诊疗的基础是患者资料收集。收集方法一般包括患者主诉病情、医生观察(望诊、听诊、叩诊等)、医疗仪器辅助检查等。检查项目的制定应该合理,不应该过度检查浪费资源。一般在临床经验、循证证据、诊断关键特征选择等指导下制定有针对性的检查项目,在检查结果不能确定的情况下,才考虑进一步的检查项目。另外,疾病治疗是一个动态的过程,需要在治疗过程中,有针对性地进行复查,同时收集患者治疗过程中的资料,及时反映患者疾病动态变化情况。

1.2.2.2　疾病诊断的综合分析

疾病诊断主要包括最初的疾病病因诊断和患者接受治疗后对疾病的复查两个部分。由于疾病诊断是一个特别复杂的过程,而疾病诊断的正确性直接决定了后续治疗的有效性,因此,对疾病的正确诊断成为疾病诊疗决策的关键环节。疾病诊断方法包括临床经验、诊断决策支持系统、循证证据、诊断关键特征选择等,各种诊断方法各有利弊。为了提高疾病诊断的准确性,应该在疾病诊断过程中借鉴各种诊断方法、技术及知识体系,以实现对疾病的及时有效诊断。以下对诊断的三种基本方法进行简单介绍。

1. 临床经验

通常,医务人员根据自己掌握的医学知识和拥有的临床经验作出诊断决策。而临床经验是需要医生多年从事临床工作日益积累获取的。如图 1-7 所示,医生一般通过观察(observation)、诊断(diagnosis)和治疗(therapy)三个阶段对患者进行诊疗。在观察阶段,医生需要收集患者的信息,包括病情描述、病史、基本信息以及检查信息等。在诊断阶段,医生根据观察阶段所获取的信息,结合自己掌握的医学知识和拥有的临床经验,对患者病症作出判断,进而对症用药,对患者进行治疗。在这个过程中,医生通过对观察阶段获取的信息进行分析,识别出诸多信息中对疾病具有显著影响的关键属性,进而作出判断,采取措施。医生的每一次诊断都会增添其对该病症诊断和治疗的经验。然而,医生的医学知识和临床经验直接决定了疾病诊断的正确率,具有不确定性和主观盲目性,而且医生个人的临床经验也往往不易于推广。

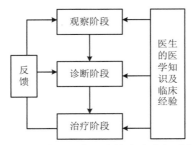

图 1-7　基于临床经验的疾病诊断过程

2. 诊断决策支持系统

临床经验需要一个较长的积累过程,且其学习传播性差,严重制约着疾病治疗的效率。因此,如何获取专家经验,并使其具有良好的学习传播性,成为医疗行业和学界关注的重点。

智能技术和信息技术的发展为上述问题的解决提供了有力的技术支撑和保障。医疗诊断决策支持系统就是利用智能技术和信息技术来模拟医疗专家对疾病进行诊断的思路,进而作出决策的专家系统。该系统以强大的数据库为后盾,将患者数据、医学知识、专家经验、医疗诊治规则以及相应的治疗措施和方案存储于数据库,通过模拟医生对患者诊疗的过程,根据患者信息进行诊断规则匹配,并给出推理过程解释及诊断建议。

医疗诊断决策支持系统既可以作为疾病诊断的辅助工具,弥补医务人员知识或经验不足,也可以使专家经验得到继承和传播。与其他专家系统相似,医疗诊断决策支持系统由医学知识库、患者样本数据库、推理系统、解释系统和人机界面五部分组成,其结构见图 1-8。

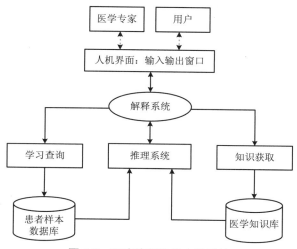

图 1-8　医疗诊断决策支持系统

（1）医学知识库。用于存放医学实例、操作规程和诊断规则等各类知识,是医学决策支持系统的重要基础。

（2）患者样本数据库。用于存放患者基本信息、检查信息、诊断结论以及所采取的治疗措施等。

（3）推理系统。根据当前全局数据库的内容,在知识库中选取相应诊断规则,通过规则的执行修改数据库中的内容,经过不断循环,推导出原始问题所要获取的结论。

（4）解释系统。负责对用户解释结论的推理过程。

（5）人机界面。它是用户与系统进行信息交换的界面。用户通过该界面输入信息及问题,获得系统的反馈。系统根据用户输入的信息,将结论及其推理过程反馈给用户。

3. 诊断关键特征选择

由医疗信息的特点可知,医疗数据维度高,存在冗余信息,并且各属性的信息对疾病诊断产生不同程度的影响,因此有必要去除冗余属性,识别对疾病诊断有显著影响的关键属性,其目的是寻找对疾病诊断有显著影响的诊断规则,可以将其抽象为一个特征提取或选择（feature extraction or selection）问题,具体应用流程见图 1-9。

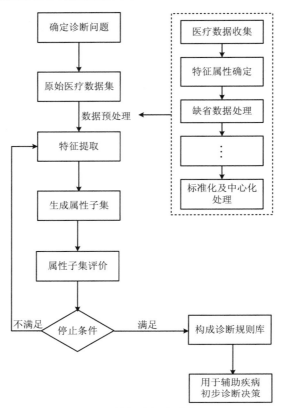

图 1-9　特征选择应用流程

特征选择是为了提高特征子集的分类精度,将初始特征集合中不相关及冗余的信息剔除,只保留相关或显著相关的特征属性的过程[8]。其与属性约简有很大的相似性。在医疗领域应用特征选择,首先需要将医疗数据分为条件属性和决策属性两类,利用特征选择的方法对数据进行分析处理。一般情况下,将患者信息、检查信息、病症信息等视为条件属性,将疾病类别作为决策属性,通过分析条件属性与决策属性的相关性及条件属性内部的冗余性,去除不相关及冗余的条件属性。特征选择用数学公式表示就是,在原始数据 $X = (x_1, x_2, \cdots, x_m)$ 中,通过分析,将其中与决策属性不相关的及内部具有冗余性的属性删除,获得原始数据 X 子集 X' 的过程,$X' = (x'_1, x'_2, \cdots, x'_k)$,$k \leqslant m$,并且 X' 能够最大限度地保留原始数据 X 的特征。

按照评价函数工作原理,一般将特征选择分为 Filter 和 Wrapper 两类。Filter 通过分析特征子集内部的特点来衡量其好坏,而 Wrapper 则依据所选取的特征子集对样本的分类精度作出判断。由于 Filter 与分类算法无关,具有计算量小、计算快捷的特点,在不同分类算法之间推广能力较强。但 Filter 忽略了特征属性的相关性,其分类能力往往不如其他方法。Wrapper 在评价过程中应用了分类算法,通常能够获得较好的分类,但计算量大、耗时长则成为它的劣势。两类特征选择方法的工作流程见图 1-10 和图 1-11。在特征选择中,评价函数常用相关性、距离、信息增益、一致性和分类器错误率等,其中前四种属于 Filter,只有最后一种分类器错误率属于 Wrapper。

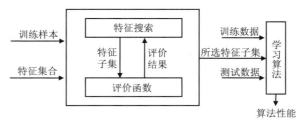

图 1-10 Filter 特征选择流程

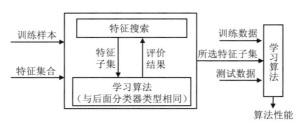

图 1-11 Wrapper 特征选择流程

1.2.2.3 临床治疗的综合分析

临床治疗决策的制定是疾病诊疗的关键实践环节,治疗决策的科学制定能够有效降低医疗风险,提高疾病治疗的有效性,维护患者生命健康。随着医学技术的进步及医疗体制的改革的深入,治疗决策不再仅依据医生的医学知识及临床经验制定,医生处于主导地位,完全代替患者作出决策的模式已不能满足患者对医疗服务的期望。临床决策的制定应该将医生临床经验与循证证据相结合,鼓励患者参与医疗决策,利用管理学、经济学等的方法对治疗方案进行系统评估,选择适合患者的最佳治疗方案。下面对治疗决策的两种基本方法进行介绍。

1. 医患共同决策

医患共同参与型决策(shared decision-making,SDM)模式(简称医患共同决策模式)是当前各国临床决策所倡导的理想模式。医患共同决策模式是一个基于医生和患者共同参与医疗决策,考虑到治疗过程的各种可能情况和患者偏好,以期得到双方满意的并且最适合患者本人的治疗方案的过程。马库尔(Makoul)等 [9] 已经对 SDM 模式的应用原则及方法进行了详细的总结。埃尔温(Elwyn)等 [10] 提出了临床实践中应用 SDM 模式的"三个步骤":①确定多个备选治疗方案;②详述治疗方案的具体情况;③调查患者个人偏好以选择最优方案。

医患共同参与型决策模式以患者参与临床决策的方式为患者提供表达自身需求的机会,使得治疗方案的选择可以更适合患者。在这个过程中,患者能够更多地了解自身健康状况以及治疗方案的风险和利益,对患者来说,这是一个决策与学习并存的过程。决策的制定需要医生与患者共同参与,并进行良好的信息交流与沟通,其过程一般包括以下三个阶段。

(1)信息交流阶段。此阶段需要医患双方进行充分的信息沟通。患者要向医生清晰描述病症、病史、曾接受的检查及治疗等情况,并将自身的风险态度、价值偏好、生活习惯以及有关自身病情不甚了解的问题等及时而全面地与医生进行沟通；医生必须根据临床经验和患者实际情况，向患者提供与其病情相关的检查、诊断及治疗等相关的医学知识。

（2）治疗方案斟酌阶段。综合临床经验、患者的实际情况以及考虑到社会、家庭、医院现实条件等多方面因素，由医生制定详细的备选治疗方案，并对患者详述每一种方案的利益、风险等信息。

（3）治疗措施选择阶段。患者在听取了医生对每一种备选方案的详细阐述的基础之上，考虑自身的风险态度、价值偏好等，与医生共同协商、相互讨论，对备选方案进行系统评估，从而选择最佳治疗方案。

需要指出的是，这三个阶段并不是彼此独立、具有明显界限的，而是相互交叉的。

医患共同参与型决策模式中每一个阶段工作的进行都需要医患双方不断地进行有效沟通。医生向患者传递与疾病治疗相关的医学知识，患者必须真实地说明病情、病史、生活方式、价值偏好等。医患双方在有效信息沟通、医生临床经验及循证证据的基础之上，结合社会、患者家庭、医院现实条件等实际状况来综合评估和选择治疗方案，其模式见图1-12。通过这种医患沟通，医患关系变得更加和谐，而患者对病情的知情度以及决策地位都得到了提升，有利于提高患者的满意度，在这种决策模式中，经过医患双方的紧密合作，最终形成一个完整的科学决策。

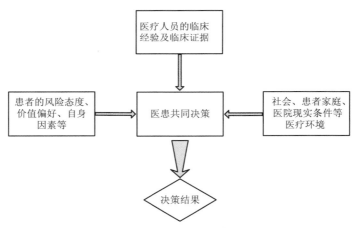

图1-12　医患共同决策模式

2. 循证决策

循证决策指的是在决策过程中，事先对所有相关因素进行综合调查，对调查数据进行收集和整理，以此来全面地掌控相关信息，并通过运用多种科学的方法与手段进行多次处理，最后作出科学化决策。该方法将证据作为决策依据，并利用循证医学理论来解决实际临床决策问题。循证医学理论由加拿大学者萨基特（Sackett）等[11]在20世纪90年代提出。该理论以"医务人员认真、明确、审慎地利用调查的最佳证据制定适合患者的治疗方案"为核心。循证决策方法产生后不久就被引入管理决策问题的研究之中，成为决策方法体系中又一个重要的科学方法。这种方法用于解决卫生管理决策领域的问题尤其有效，其证据的获取不仅依靠已有文献研究的调查,还需要将循证医学、统计学以及计算机技术等多学科的方法相结合对资料进行分析和评价。目前,这种方法已经广泛地应用于世界各国的卫生管理决策领域之中。

　　不同于传统的临床决策(见图1-13),循证决策实现了研究证据、医务人员临床经验和患者价值偏好的良好结合,是一种理性的决策方法,其模式如图1-14所示。这种决策以科学的证据为指导,实现为患者提供不断改善的医疗服务的目标。

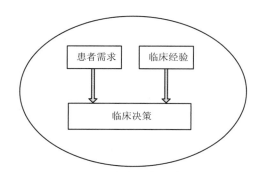

图 1-13　传统临床决策模式

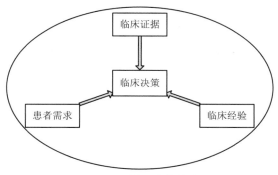

图 1-14　循证决策模式

　　循证决策包含证据、资源和价值偏好三个基本要素,这类决策的一般过程主要有以下五个步骤(见图1-15):

　　(1)明确在临床诊疗过程中的主要问题;

　　(2)科学、系统地搜索相关文献资料,获取大量可靠的研究证据;

　　(3)对所获取的证据质量以及适用性等问题进行综合评价,确保证据的质量;

　　(4)以高质量证据为基础,综合所有参与决策者的偏好信息进行决策;

　　(5)对循证决策的诊疗结果进行评价,以此来归纳、汇总新的经验。

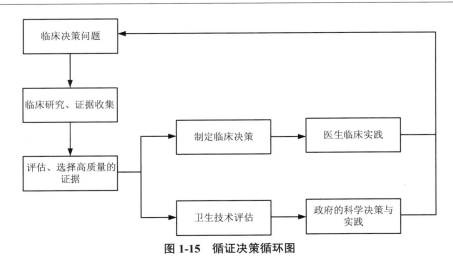

图 1-15　循证决策循环图

1.3　基于患者异质性的数据驱动型共同决策模式

以患者为中心的价值医疗是医疗服务开展的核心理念。在这个大背景下,医疗模式逐渐由大众医疗转向以患者为中心的服务模式,医患共同决策模式成为临床决策所倡导的理想模式。医患共同决策模式自 1982 年正式提出以来,真正做到以患者为中心,切实考虑患者的价值观和偏好,使患者充分地参与治疗过程,体现患者自主权利,提高患者治疗满意度,减少医患纠纷,逐渐得到医疗参与者各方的青睐和重视[12]。早在 2015 年,中国工程院院士、著名呼吸病学专家钟南山就在中国"首届医患共同决策论坛"上提出医患共同决策是人文精神的核心体现,有利于改善医患关系,但改善医患关系并不是共同决策的唯一目的[13]。医患共同决策模式历经四十年的研究和众多学科的临床实践,其在欧美国家已发展得相当成熟,我国学术界也一致认为医患共同决策有利于诊疗决策的完善和个体化,有利于密切医患关系,有利于提升患者的依从性,促使其进行自我健康管理。医患共同决策体现了以人为本、以患者为中心的医疗服务理念,尤其在现今的国内医疗卫生界更加值得提倡。然而由于我国医疗资源总体短缺等情况,国外很多共同决策理论和方法并不适合我国国情。当前我国对于医患共同决策的研究主要集中在概念分析、现况调查等方面,缺乏适合我国国情的理论模型。同时医患共同决策模式在实施的过程缺乏标准化的沟通模式与实施方案。缺少相关理论研究及循证证据的医患共同决策模式的实施可能流于形式,造成更大的医疗资源浪费。

本书基于我国医疗资源总体短缺的国情,将临床大数据与共同决策理论相结合,提出了基于患者生物及人文两方面异质性的数据驱动型共同决策模式(见图 1-16),为不同潜在类别患者的合理用药、临床指南制定、基本药物遴选等治疗方案决策的实际应用提供指导。

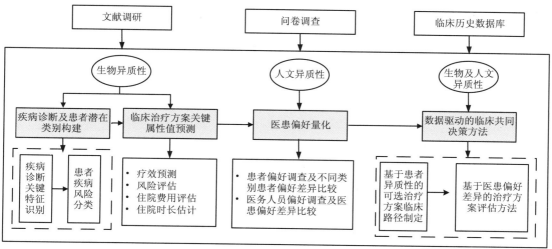

图 1-16　基于患者异质性的数据驱动型共同决策模式

现有的医患共同决策模式主要采用"三步模型"[10]：①确定多个备选治疗方案；②详述治疗方案的具体情况；③探讨患者偏好，作出选择。而我国医疗资源有限，难以保证共同决策时医患双方的沟通时间，针对这种情况，构建数据驱动型共同决策模式，可以节约医患双方的沟通时间。所谓数据驱动型共同决策是指结合临床历史大数据，根据患者异质性预测治疗方案疗效、风险、费用、住院天数等关键属性值，并利用离散选择实验对患者偏好进行量化，之后，在以上基础上对治疗方案进行评估，患者可根据自身偏好及可承受的风险、费用等范围，选择自己最可能采取的治疗方案，并与医生作进一步的重点沟通。因此，在根据患者异质性预测治疗方案疗效、风险、费用、住院天数等属性值的基础上，结合患者对各属性的不同偏好构建共同决策模式，是适合我国国情的共同决策模式的重要探索。该模式的主要实施路径如下（见图 1-17）。

（1）通过识别疾病诊断的关键特征，从生物性差异方面预测患者疾病风险，结合患者的临床数据等，构建患者风险潜在类别模型。

一般来说，医疗数据集常出现高维度、多分类、不均衡等特征。当数据具有高维度属性时，直接进行分析处理往往较为困难，并且其中存在的噪声信息往往会对分析结果产生影响，使分析结果不能真实有效地反映问题。对疾病诊疗过程医学知识的有效提取，不仅可以识别疾病诊断规则，发现对临床治疗效果有显著影响的关键特征属性，指导医务人员合理检查及治疗，而且可以探索数据中隐含的诊疗信息，提高疾病病情进展的预测精度及治疗决策的有效性。因此，结合医疗信息的特点，利用粗糙集、支持向量机、弹性网、遗传算法、互信息、随机森林算法、神经网络算法等方法识别医疗数据中对疾病诊疗有显著影响的关键因素，为合理检查、疾病诊断及后续治疗提供参考。

不同风险类别的患者的可选治疗方案以及治疗方案的疗效、风险、费用、住院天数等都有所不同，因此，在诊断关键特征识别的基础上，需要利用贝叶斯网络等方法，构建区分患者潜在类别的模型，并利用变异源分析、粗糙集和数据挖掘方法，分析医疗风险的主要变异源，根据同一子群患者案例进行风险预测。

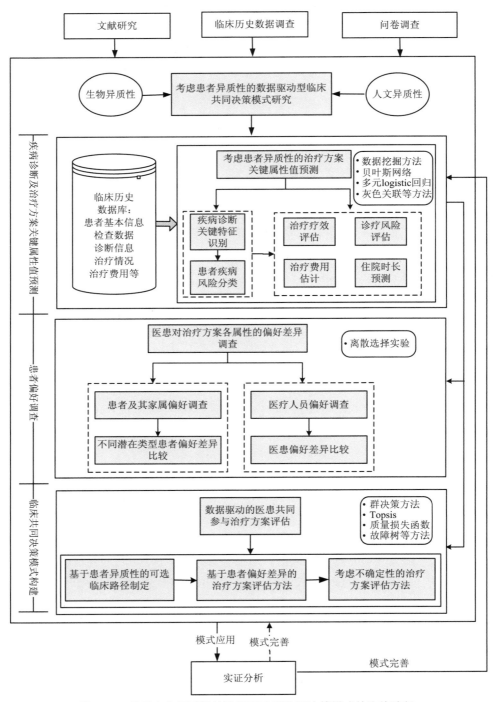

图 1-17　基于患者异质性的数据驱动型共同决策模式的实施路径

（2）针对不同潜在类别的患者，评估治疗方案的疗效、风险、费用以及住院天数等关键属性值。

共同决策是循证医学的实践，而循证医学是共同决策的依据。治疗方案的选择离不开治疗方案的疗效、风险、费用、住院天数等属性值，而不同疾病风险等级的患者选用某一治疗方案的疗效、风险等属性值也将不同。基于此，该模型的实施需要基于患者异质性的循证证据，依据已有文献及临床历史数据，采用数据挖掘相关方法对临床诊疗过程中累积的历史数据进行分析，预测不同患者生物异质性的治疗方案疗效、风险、费用、住院天数等关键属性值，从而为治疗方案决策提供依据。

（3）利用离散选择实验调查医患双方对治疗疗效、风险、成本、住院天数等的偏好差异。

患者对医疗服务因素的偏好对疾病诊疗决策的制定具有重要作用。患者对成本、疗效、并发症、风险等的偏好不同，会导致患者对不同治疗方案的满意度不同，也会直接影响治疗方案的经济性评估。医患共同决策模式的关键环节就是患者需求及价值偏好的有效表达。但目前我国医疗资源匮乏，医务人员需要长时间超负荷工作，缺乏与患者进行有效沟通的时间，患者无法有效参与临床决策，表达自己的真正需求。而对于一些复杂疾病的治疗，情况较为复杂，不同的患者用药效果具有较大的差异性，患者很难准确地对治疗方案的利益与风险进行权衡。因此，需要利用离散选择实验等方法测量患者对复杂疾病治疗方案的偏好，一方面可以将患者偏好量化，另一方面有利于促进因医疗资源缺乏而致医患沟通不足问题的解决。

（4）根据各决策参与者的偏好差异，由医患共同对各治疗方案进行评估，从而为最佳治疗方案的选择提供指导。

患者在医疗决策中的地位有了明显的提高，医患共同参与临床决策成为当前所倡导的理想决策模式。但已有研究表明，患者与医务人员对疾病治疗过程中的成本、疗效、不良反应等的偏好会有明显的不同。如何在患者与医务人员偏好不相同时，选择最佳的治疗方案，成为患者参与治疗方案评估选择必须考虑的问题。因此，需要在患者与医务人员偏好调查基础上，根据患者异质性制定可选治疗方案的临床路径，从疗效、风险、费用、住院天数等维度建立对治疗方案的评估指标体系，运用模糊多属性群决策方法，由医患人员共同参与，对不同风险状态患者的治疗方案进行评估；考虑患者个体差异，采用马尔科夫链、蒙特卡洛模拟，对面向疾病治疗全过程的医患共同参与的医药资源经济性进行评估。

该临床决策模式的研究有利于完善医疗卫生服务模式的理论体系，为临床共同决策辅助工具开发提供循证证据，对临床实施医患共同决策具有实际指导意义。

1.4　本章小结

本章首先介绍了疾病诊疗决策及患者异质性的基本概念，分析了疾病诊断、临床治疗的决策过程及其影响因素，总结了医疗信息的特点，并对已有的基于患者异质性疾病诊疗模式进行了分析。然后，在此基础上，构建了基于患者异质性的数据驱动型共同决策模式及框架。最后，提出了基于患者异质性的数据驱动型共同决策模式的实施路径。

本章参考文献

[1]　吴咸中.作好基础工作,不断提高临床决策水平 [J].医学与哲学,2005,26(10): 1-2.

[2]　钟南山.重视临床决策,提高临床医学水平 [J].医学与哲学,2005,26(9):3-4.

[3]　樊代明.临床决策研究亟待加强 [J].医学与哲学,2005,26(12):1-2.

[4]　邱蔚六.临床决策需要辩证思维 [J].医学与哲学,2006,27(7):1-2.

[5]　LIU S S, CHEN J. Using data mining to segment healthcare markets from patients' prefer-ence perspectives [J]. International journal of health care quality assurance, 2009, 22(2): 117-134.

[6]　《中国药物经济学评价指南》课题组.中国药物经济学评价指南(2011 版)[J].中国药物经济学,2011,3: 6-48.

[7]　张雨,王锁柱.基于偏好的客户模糊聚类方法 [J].计算机工程与设计,2008,29(23): 6016-6019.

[8]　BOLÓN-CANEDO V, SÁNCHEZ-MAROÑO N, ALONSO-BETANZOS A. A review of feature selection methods on synthetic data[J]. Knowledge and information systems, 2013, 34(3): 483-519.

[9]　MAKOUL G, CLAYMAN M L. An integrative model of shared decision making in medi-cal encounters [J]. Patient education and counseling, 2006, 60(3): 301-312.

[10]　ELWYN G, FROSCH D, THOMSON R, et al. Shared decision making: a model for clin-ical practice[J]. J GIM, 2012, 27(10): 1361-1367.

[11]　SACKETT D L, ROSENBERG W M C, GRAY J A M, et al. Evidence based medicine: what it is and what it isn't[J]. BMJ, 1996, 312: 71-72.

[12]　SIYAM T, SHAHID A, PERRAM M, et al. A scoping review of interventions to promote the adoption of shared decision-making(SDM)among health care professionals in clinical practice[J]. Patient education & counseling, 2019, 102(6): 1057-1066.

[13]　钟南山,李琳,孟小捷.医患共同决策,是人文精神的核心体现 [N].健康报,2015-06-19(5).

第 2 章 疾病诊断关键特征识别及患者潜在类别模型构建

疾病诊断是临床治疗决策制定的基础,也是保证医疗服务水平的关键环节。通过疾病诊断决策方法研究,可以降低疾病诊断误诊、漏诊率,控制医疗错误,并且及时、准确的疾病诊断结果可以为进一步的临床治疗决策制定提供可靠的依据,直接关系到疾病治疗的效果,甚至患者的生命安全。疾病诊断决策一般由医务人员凭借临床经验,根据患者症状及检查结果对患者进行诊断,医务人员的业务水平直接影响疾病诊断的有效性,具有一定的不确定性及主观盲目性,而对于一些影响因素多、变异性大、致死率高的复杂疾病,医务人员工作经验的缓慢积累过程难以满足人们对医疗服务的期望。疾病诊断的关键是从患者年龄、性别、病症、医学检查结果等信息中获取影响疾病诊断的关键特征,寻找对疾病诊断有显著影响的高质量诊断规则,以辅助医务人员进行正确的疾病诊断。近年来,随着医院信息技术的迅速发展,大量医疗数据资源得以记录、存储和共享。利用信息技术从大量医疗数据中提取疾病诊断的关键影响因素,进而得到高质量的疾病诊断关联规则,已成为指导医务人员合理检查及辅助医务人员及时、有效地制定临床诊断决策的重要方式,越来越受到医务人员与研究者的重视。基于此,考虑到复杂疾病医疗数据不均衡及多分类的特点,本章提出了不均衡数据的疾病诊断关键特征识别方法;并在影响患者风险分级的关键特征识别基础上,利用贝叶斯网络方法,构建了区分患者风险潜在类别的模型。

2.1 不均衡数据的疾病诊断关键特征识别

早发现、早诊断是疾病治疗取得较好效果的前提。但由于人是一个复杂的生命体,疾病具有变异性,影响疾病诊断的因素较多,诊断过程较为复杂。为了弥补医务人员凭借个人经验诊断的不足,国内外已有大量学者利用知识发现及数据挖掘技术对临床诊断决策支持系统进行了研究,而且取得了很多研究成果,但这一类决策支持系统需要在证据理论或专家经验的基础上进行规则推理,依靠规则推理或知识表达来建立临床决策支持系统,因此疾病诊断规则选择得好坏,直接影响到临床诊断系统的准确性高低。另外,该类系统在临床工作中使用较少,其中很重要的一个原因是决策支持系统的诊断过程不符合医务人员的思维习惯。在临床工作中,医务人员一般凭借自己的医学知识及临床经验确定疾病的诊断规则,直接对患者进行诊断,而不习惯按照支持系统中的推理过程严格执行。

在疾病诊断中,从患者年龄、性别、病症、生理和病理检查结果等信息中获取影响疾病诊断的关键因素,其目的是寻找对疾病诊断有显著影响的诊断规则,可以将其抽象为一个特征提取或选择问题。在实际的医疗服务过程中,同一种疾病会包含不同的类型,有些疾病类型很容易收集到大量样本,而有些疾病类型仅有少量样本,各个类型的样本数量存在较大差异。这种现象在疾病诊断中普遍存在,并且往往少数类样本的分类精度对疾病诊断来说更为重要,直接决定了后续治疗方案的选择。然而,传统的特征识别方法对于不均衡医疗数据的降维能力有限,对其少数类样本的分类预测精度低[1]。另外,已有方法常把疾病诊断分为患病或正常两个类别,但在现实中,为了对患者进行更有针对性的治疗,需要确定患者所患疾病的具体类型或者患者所处的危险状态,实现疾病诊断的多分类预测。因此,如何有效识别不均衡多分类医疗数据的疾病诊断关键特征,提高疾病诊断多分类预测精度,对辅助医务人员进行疾病诊疗具有重要的理论和应用价值。基于此,本节提出一种利用过抽样和欠抽样方式处理不均衡数据,结合弹性网及支持向量机多分类方法对复杂疾病诊断关键特征进行识别的方法,实现对不均衡数据多分类情况下的复杂疾病诊断规则的有效识别。首先,通过过抽样和欠抽样方法对不均衡数据进行处理,消除数据不均衡的影响;其次,利用弹性网方法对高维小样本数据集进行特征提取,得到疾病诊断特征属性序列;最后,运用10折交叉验证法和支持向量机对不同关键特征子集进行疾病诊断预测,实现对不均衡数据集疾病诊断的多分类预测。

2.1.1　不均衡数据的处理

很多学者对不均衡数据集特征选择的问题提出了相应的解决方法[2],其中对数据集进行改进的重抽样方法最为常用,它包括过抽样方法和欠抽样方法。过抽样是采取措施增加数据集的少数类样本的数量,从而提高少数类的分类预测精度,但并未改变数据集中多数类样本的数量。2002年由乔拉(Chawla)等[3]提出的人工合成少数类过抽样技术(synthetic minority over-sampling technique, SMOTE)是一种最为常用的过抽样方法,已经成功应用于多个研究领域。SMOTE根据数据集中少数类样本的属性特征人工合成具有相似属性特征的新样本,达到对不均衡数据集均衡化的目的。研究表明,该方法通过采用类内样本插值的方式实现人工少数类样本的生成,不会导致少数类样本集的空间边界的改变,而根据样本点的属性特征与其最近邻样本点的属性特征随机插值获得新样本的方式,保证了SMOTE的信度,使少数类样本的分类精度能够得到显著提高,并且与传统的过抽样方法相比,该算法可以有效解决由于决策区间小而引起的数据集分类过拟合问题。但SMOTE采用人工合成样本的方式使每个原始少数类样本形成相同数量的新样本数据集,而忽略了其近邻样本点的部分属性特征,有可能增大类间重复的概率。与过抽样方法在原始数据集中添加新样本数据的机制不同,欠抽样方法是通过移除多数类样本中部分样本来提高少数类样本的分类预测精度的。最简单的欠抽样方法是随机欠抽样方法,即从多数类样本集中随机地选择一个子集来进行分类预测,从而减少多数类样本的数量,使其与少数类样本的规模相同,实现对原始数据集均衡化处理的目的。但是随机欠抽样方法删除了多数类样本集中的部分样本,可能会造成多数类样本的部分重要信息丢失。基于以上考虑,本节采用SMOTE过抽样和随机欠抽样相结合的方法对不均衡数据进行处理。

假设原始医疗数据集 $T = \{S_i, M_j\}$, $i = 1, 2, \cdots, h$; $j = h+1, h+2, \cdots, Y$,其中, S_i 为第 i 个少

数类样本数据集，$S_i = \{s_{i1}, s_{i2}, \cdots, s_{it}\}$，$t = 1, 2, \cdots, n_i$；$M_j$ 为第 j 个多数类数据集，$M_j = \{m_{j1}, m_{j2}, \cdots, m_{jl}\}$，$l = 1, 2, \cdots, n_j$；$Y$ 为医疗数据集的诊断类别数量；n_i 表示第 i 个少数类样本集的数量，n_j 表示第 j 个多数类样本的数量，$n_i < n_j$；n 表示原始数据集的总样本量，$n = \sum\limits_{i=1}^{h} n_i + \sum\limits_{j=h+1}^{Y} n_j$；$s_{it}$ 表示第 i 个少数类样本中的第 t 个样本，$s_{it} \in S_i$，m_{jl} 表示第 j 个多数类样本中的第 l 个样本，$m_{jl} \in M_j$，那么原始数据集均衡化处理的主要步骤如下。

首先，运用 SMOTE 对少数类样本进行过抽样：

（1）对于每个少数类数据集 S_i，寻找样本 s_{it} 在数据集 S_i 中的同类 k 近邻点；

（2）在样本 s_{it} 的 k-近邻样本点中随机选择一个样本点 $\hat{s}_{it}$，求样本差值 $\hat{s}_{it} - s_{it}$，其中，$\hat{s}_{it}$ 是 s_{it} 的一个 k-近邻，$\hat{s}_{it} \in S_i$；

（3）根据抽样数的要求，生成少数类数据集 S_i 的新样本

$$s_{inew} = s_{it} + (\hat{s}_{it} - s_{it}) \times \delta \tag{2-1}$$

其中，δ 为 $[0,1]$ 区间的随机数；

（4）依据上述步骤，重复进行，直至每一个少数类样本 S_i 都被扩充完毕。

其次，运用随机欠抽样方法对多数类样本进行删减：

（1）从多数类样数据集 M_j 中随机地选取一些样本 E，将这些样本从 M_j 中移除，即

$$|M_{jnew}| = |M_j| - |E| \tag{2-2}$$

（2）对每一个多数类样本 M_j 重复操作，直至每个多数类样本 M_j 都删减完毕。

最后，将所得到的数据集样本合成一个新的样本集。

2.1.2　利用弹性网方法提取疾病诊断关键特征

弹性网方法兼有岭回归和套索回归的优点，既具有较好的特征选择能力，也具有较好的群组效应，对高度相关的特征具有更强的特征选择能力，可以更有效地处理高维小样本数据资料。本节在不均衡数据集的疾病诊断关键特征识别方法中，采用弹性网方法选择对疾病诊断具有显著影响的关键特征。

2.1.3　运用支持向量机多分类方法对疾病诊断进行分类预测

支持向量机（support vector machine，SVM）在处理小样本、非线性和高维度问题上具有明显的优势，本节结合疾病诊断数据的高维、小样本、非线性等特点，选择支持向量机作为疾病诊断预测的分类器。支持向量机最初是在对分类问题进行二分类的情况下提出来的判别方法，是处理二分类问题的经典方法。然而，一些复杂的疾病常常包含不同的疾病类型，在疾病诊断过程中，不仅需要判断患者是否患病，还需要预测患者所患疾病的具体类型，因此需要根据医疗数据集的属性特征对样本进行多分类预测。为此，需要在二分类方法的基础

上构建支持向量机以求解多分类问题。

影响疾病诊断的因素较多,假设 x_i 为影响疾病诊断的特征,y_i 为疾病诊断分类,m 为每个样本的特征维数,n 为样本总数量,疾病诊断多分类样本集 $S = \{(x_1, y_1), \cdots, (x_i, y_i), \cdots, (x_n, y_n)\}$ $\in (X \times Y)^n$,其中,$x_i \in X = \mathbf{R}^m$,$y_i \in Y = \{1, 2, \cdots, k, \cdots, K\}$,$i = 1, 2, \cdots, n$。找出能够对样本进行正确分类的决策函数 $f(x): X \to Y$,其目的是寻找对疾病诊断具有显著影响的诊断规则。支持向量机解决多分类问题是当前数据挖掘领域研究的重点,已有很多学者对此进行了研究,常采用的多分类方法有一对余(one-against-rest)方法、一对一(one-against-one)方法和决策导向无环图(decision directed acyclic graph)等。对以上三种方法进行比较,一对一多分类法具有最高的识别精度,因此本节采用该方法构建 SVM 多分类器,用于疾病诊断多分类的诊断预测。

2.1.4　不均衡数据的疾病诊断关键特征识别流程

不均衡数据的疾病诊断关键特征识别流程(见图 2-1)分为以下三个阶段。

首先,运用过抽样和欠抽样相结合的方法对不均衡数据进行处理,将不均衡数据转化为均衡数据。各类别样本集需要增加或删除的样本数量,需要根据 t 值和数据集中多数类样本数量均值与少数类样本数量均值的差值来确定,其中 t 值为原始数据集中多数类样本删除的数量均值与多数类样本数量均值和少数类样本数量均值之差的比值。

其次,利用弹性网方法对数据集进行处理,得到对疾病诊断有显著影响的特征序列。

最后,运用 10 折交叉验证法结合弹性网方法筛选出的特征序列对支持向量机的相关参数进行优化,构建 SVM 分类器,利用该分类器对不同关键特征子集进行疾病诊断预测,从而得到患者分类预测精度。

2.1.5　案例应用

随着人口日益老龄化,心血管疾病成为一种严重威胁人类生命健康的常见疾病,具有发病率高、并发症多、致残率高、复发率高、死亡率高的特点,而心律失常是心血管疾病中较为重要的一种疾病。及早发现并给出正确的诊断是治疗心律失常取得较好效果的前提,但心律失常诊断具有高维度的影响因素,无丰富经验的临床医生较难根据高维度的影响因素进行疾病诊断,因此如何根据大量的医疗数据识别心律失常诊断关键特征,是辅助医务人员对心律失常疾病快速诊断的重要问题。

本节以 UCI 数据库中 Arrhythmia 数据集 [4] 为例进行分析,该数据集的样本量为 452 个,每个样本包括年龄、性别、身高、体重等特征属性 279 个,分别用 F1, F2, $\cdots$, F279 表示。数据集中样本被分为 16 类,其中,类别 1 为未患心律失常的正常样本,类别 2~15 为患有不同类型心律失常的样本,其余未具体分类的心律失常样本归为类别 16。该数据集的特征维度较高,样本数量不均衡,并且部分特征变量具有相关性,是一个特征识别及分类预测难度较大的数据集。采用本节所提出的不均衡数据的疾病诊断关键特征识别方法对案例进行分析,计算过程在 Win 7 操作系统环境下采用 Matlab 2013b 相关工具箱完成,计算机配置为 Intel Core i5-3210M, 2.50 GHz, 4.0 GB 内存。

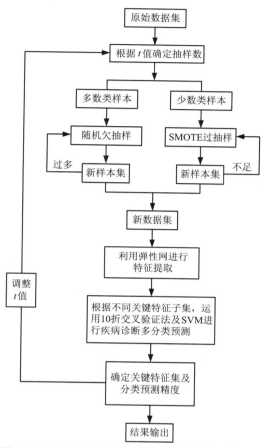

图 2-1　不均衡数据的疾病诊断关键特征识别流程

首先,根据 Arrhythmia 数据集的 1 类正常样本(多数类样本)及 12 类心律失常样本(少数类样本,去除其中无样本量的 2 个类别)的采样数量确定 t 值,参考 t 值及数据集各样本数量,以抽样数为 120 为例进行数据分析,运用 SMOTE 对 12 类心律失常样本进行过抽样,使每个心律失常类别的样本数量达到 120;利用随机欠抽样方法在 245 个正常样本中随机抽取 120 样本。将所有样本进行组合,形成一个新的数据集。其次,对新数据集进行标准化及中心化处理,利用弹性网方法对数据集进行降维,选择对心律失常诊断影响较大的属性,去掉冗余信息,得到实验结果(见图 2-2)。最后,根据特征属性的序列选取不同数量特征属性的关键特征子集,利用支持向量机分类器测试其识别正确率,其结果见图 2-3。

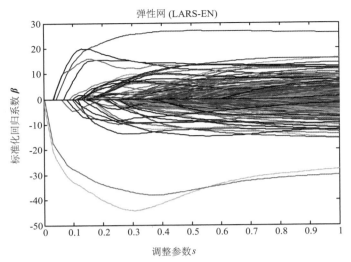

图 2-2　用弹性网方法获得的 Arrhythmia 数据集的多分类特征序列图

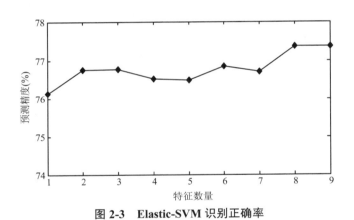

图 2-3　Elastic-SVM 识别正确率

从图 2-3 中可以看出,选择特征序列中 9 个特征构成关键特征子集的心律失常判断的正确率即可达 77.39%。因此,该关键特征集,即 F6、F9、F114、F269、F91、F243、F5、F276、F66,是影响心律失常诊断的重要因素,可以作为医生对心律失常疾病诊断的参考规则,用于辅助医务人员对患者进行初步诊断,从而根据患者所处的不同危险状态进行进一步的检查、治疗。

Arrhythmia 数据集的分类预测难度较大,很多文献对该数据集进行了研究,分类精度从47.5% 到 90% 不等 [5]。各文献对 Arrhythmia 数据集进行分类预测时,采用了不同的分类形式,如 2 分类 [6]、3 分类 [5]、16 分类 [7] 等,其中 2 分类和 3 分类仅笼统地判断患者是正常还是患病,这对于疾病的治疗往往起不到作用。每种类型的心律失常的治疗方案不同,因此需要对不同类别疾病进行分类预测。因此,我们采用的是 16 分类方法。由于分类形式不同,不能对文献中分类方法的预测能力进行直接比较。因此,本节将对 Arrhythmia 数据集进行 16分类的分类预测精度进行对比(见表 2-1)。

表 2-1　Arrhythmia 数据集分类预测精度比较

方法	最大分类精度
VFI5-GA[4]	68.00%
SAC-C4[8]	55.30%
SAC-NB[8]	58.60%
OneR[8]	54.00%
MOGA[9]	68.37%
MOFSS[9]	62.63%
Elastic-SVM	77.39%

从表 2-1 中可以看出,文中的方法分类精度可以达到 77.39%,与其他方法相比,精度高于上述文献所报道的方法。由于文献中未进行关键特征识别或识别方法不同,例如,决策树法无法给出关键特征指标,因此,我们将本节方法与文献 [7] 中同样使用支持向量机分类器对 Arrhythmia 数据集进行 16 分类的关键特征识别方法进行对比,结果见表 2-2。

表 2-2　Arrhythmia 数据集关键特征识别测试结果比较

方法	分类精度	关键特征数
CGFS-mRMR[7]	76.10%	23
mRMR[7]	75.00%	24
CGFS-SU[7]	75.33%	18
SU[7]	73.89%	27
Relief[7]	73.68%	18
Elastic-SVM	77.39%	9

从表 2-2 中可见,本节方法的分类精度略优于文献中提到的方法,但效果不是很明显。然而,本节方法所获得的关键特征数明显小于文献中各方法得到的关键特征数,降维效果明显。因此,本节方法具有一定的优势,能够有效去除冗余特征,具有较好的降维能力及分类预测精度,能够有效选取对疾病诊断有显著影响的诊断规则,辅助医务人员进行疾病诊断。

2.2　基于贝叶斯逐步判别分析的患者潜在类别分析方法

患者的潜在类别分析是临床诊疗的重要基础,能够为患者的差异化治疗提供重要参考,是医生及患者最关心的指标之一。我国患者数量较多、病情多样,但医疗资源有限,医患沟通时间不足,医生医术水平不一等,导致患者很难快速掌握自己的病情。本节将医疗临床历史数据和医学专家评定相结合,考虑患者基本信息及关键诊断特征等要素信息,运用贝叶斯网络等模型设计患者疾病风险分层方法,为进一步评估不同风险类别患者的治疗方案提供数据驱动的患者风险分级方法。患者分类模型构建需要确定影响分类的关键因素以及分类指标,常用的方法有决策树法、神经网络算法、费希尔(Fisher)分类法、贝叶斯分类算法、K最近邻分类算法等。宁井铭等[10]采用逐步判别法和 Fisher 分类法,以茶氨酸、咖啡因和儿茶素含量为关键影响因素构建了六种茶叶的鉴别模型。瓦尔马加尼(Varmaghani)等[11]提出了一种应用贝叶斯判别模型对早熟玉米和大豆进行分类的方法。

在疾病诊疗方面,部分学者尽管已经利用卡方及 t 检验等统计方法识别出某种疾病患者的风险因素,并考虑了患者潜在分类问题,但未构建患者潜在类别模型或测试患者分类预测精度。阑尾炎作为一种常见的腹部疾病,全世界每年的发病率从每百万人口 7.5 例上升到 12 例[12]。当前急性阑尾炎的治疗方案选择正在发生变化,如果是轻度阑尾炎,很多患者不再选择立即手术切除,反而更愿意采用抗生素进行保守治疗。因此,对阑尾炎的严重程度进行诊断是非常重要的。本节以阑尾炎为例提出了利用贝叶斯逐步判别分析患者的潜在类别分类方法。首先,在文献调研及专家访谈的基础上确定影响阑尾炎严重程度的可能风险;之后,通过贝叶斯逐步判别分析法对医疗数据进行分析,识别关键风险影响因素,构建贝叶斯判别模型,并以天津市某三甲医院阑尾炎病例为例进行患者潜在分类探究。

2.2.1 分类模型构建

本节基于贝叶斯逐步判别分析,构建患者潜在类别分类方法。

2.2.1.1 贝叶斯判别分析

假设 $x = (x_1, x_2, \cdots, x_k)^T$ 由 k 个变量组成样本观测值,其来自 g 个总体,各样本为相互独立的正态随机向量。设 x 是来自 g 总体 i 中的一个,先验概率为 p_i,计算如下:

$$p_i = \frac{n_i}{n}, i = 1, 2, \cdots, g; \quad \sum_{i=1}^{g} p_i = 1 \tag{2-3}$$

其概率密度函数

$$f_i(x) = (2\pi)^{-k/2} |V_i|^{-1/2} \exp\left\{ -\frac{1}{2}(x - \bar{x})' V_i^{-1} (x - \bar{x}) \right\} \tag{2-4}$$

其中 V_i 为第 i 个总体的协方差矩阵。

根据贝叶斯准则,可得判别函数为

$$y_i(x) = \ln q_i + c_{0i} + c_{1i} X_1 + \cdots + c_{ki} X_k, \ k = 1, 2, \cdots, K, \ i = 1, 2, \cdots, g \tag{2-5}$$

将第 t 类样本误分到第 i 类的后验概率可以计算为

$$p(x \in i | x \in t) = \frac{\exp(y_i(x))}{\sum_{j=1}^{g} \exp(y_j(x))}, i = 1, 2, \cdots, g \tag{2-6}$$

2.2.1.2 逐步判别法

在多元线性回归模型中,并非所有的自变量都对因变量有显著影响,有时一些对因变量影响不大的自变量可以删除。本节采用逐步判别法选择影响阑尾炎严重程度的关键因素。其基本思想是:将自变量逐个引入,引入的条件是其偏回归平方和经检验后是显著的。同时,每引入一个新的自变量后,要对旧的自变量逐个检验,剔除偏回归平方和不显著的自变量。直到判别式中的变量都很显著,且剩下来的变量中也没有重要的变量可引入判别式时,逐步筛选结束。

2.2.1.3　患者分类模型

本节提出了一个阑尾炎患者疾病严重程度分类模型,如图 2-4 所示,主要步骤如下。

（1）数据收集:首先,通过文献研究和专家咨询,确定影响阑尾炎严重程度的关键因素;然后收集阑尾炎患者的相关信息,并由经验丰富的医生根据患者疾病信息判断每个患者的风险等级。

（2）构建贝叶斯判别函数:基于上述数据集,构建贝叶斯判别函数作为特征函数。

（3）识别关键特征:采用逐步判别法选择关键特征变量。

（4）计算判别函数相关系数:用已知数据类别的样本计算判别函数的相关系数,最后给出患者分类模型。

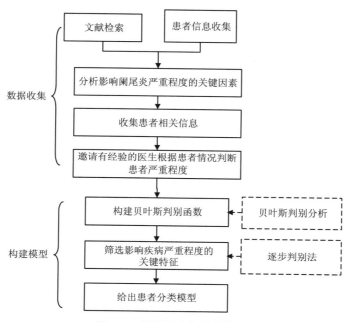

图 2-4　阑尾炎患者分类模型

2.2.2　案例应用

以天津市某三甲医院 206 例阑尾炎患者为例,对该模型进行应用。每个患者的信息包括患者的基本特征（性别、年龄、身高、体重）、糖尿病状况、高血压状况、穿孔状况、其他并发症、体温、发热时间、白细胞计数（WBC）、白细胞异常天数、血红蛋白指数、术前住院天数。根据临床经验,可将患者分为三个不同的等级:级别 Ⅰ——重度阑尾炎,级别Ⅱ——中度阑尾炎,级别Ⅲ——轻度阑尾炎,其中Ⅰ级 25 例,Ⅱ级 48 例,Ⅲ级 133 例。

为了有效建模,提前对数据进行预处理。根据数据特征将数据分为分类变量和连续变量两种类型,变量名称及具体赋值方法如表 2-3 所示。通过 SPSS 统计软件对处理后的数据进行分析。

表 2-3　变量及变量赋值方法

变量	属性	描述
x_1	性别	女 =1,男 =2
x_2	年龄	(14,18)=1,[18,55)=2,[55,80]=3
x_3	BMI 指数	正常 [18.5,30)=1,反常(<18.5 或 >30)=2
x_4	糖尿病	否 =0,是 =1
x_5	高血压	否 =0,是 =1
x_6	穿孔	否 =0,是 =1
x_7	其他并发症	否 =0,是 =1
x_8	体温	正常 =1,反常 =2
x_9	发热时间	连续变量
x_{10}	WBC	正常 =1,反常 =2
x_{11}	白细胞异常天数	连续变量
x_{12}	血红蛋白指数	正常 =1,反常 =2
x_{13}	术前住院天数	连续变量

注:BMI 指数即身体质量指数,BMI= 体重(kg)/[身高(m)]²。

按照前面所述方法,建立贝叶斯判别函数为

$$f_{\mathrm{I}} = -91.701+18.528x_2 + 27.955x_3 + 5.732x_4$$
$$+ 64.349x_6 + 44.135x_7 + 11.398x_{10} + 6.840x_{12}$$
$$f_{\mathrm{II}} = -64.564+19.955x_2 + 27.955x_3 + 5.683x_4$$
$$+ 6.392x_6 - 4.494x_7 + 9.572x_{10} + 7.351x_{12}$$
$$f_{\mathrm{III}} = -49.067+18.391x_2 + 23.661x_3 - 0.85x_4$$
$$+ 0.768x_6 - 8.6x_7 + 7.462x_{10} + 6.425x_{12}$$

结果表明,年龄、BMI 指数、糖尿病状况、穿孔状况、其他并发症、WBC、血红蛋白指数是影响阑尾炎严重程度的重要因素,性别、高血压状况、术前住院天数、体温、发热时间、白细胞异常天数等因素被剔除。

通过交叉验证检验了贝叶斯逐步判别模型的分类能力。该模型的分类正确率为84%。结果如表 2-4 所示。从表 2-4 中可以发现,Ⅰ级重症阑尾炎的分类准确率为96%,Ⅲ级轻度阑尾炎的分类准确率为97%,这两个等级对于大多数患者选择最佳治疗方案是极其重要的。由此可见,该分类模型是非常有效的。

表 2-4　分类结果

专家类	预测类				
	Ⅰ	Ⅱ	Ⅲ	总计	分类精度
Ⅰ	24	1	0	25	96%
Ⅱ	3	20	25	48	41.7%
Ⅲ	0	4	129	133	97%

2.2.3　讨论

患者疾病严重程度风险分级评估是患者治疗方案选择的基础。阑尾炎作为一种常见的疾病,需要及时准确的诊断。然而,即使是有经验的医生,有时也很难作出诊断。贝叶斯判别分析方法能够非常有效地对患者疾病严重程度进行分类。由于并非所有的自变量都与因变量有显著的影响关系,且因素之间可能存在多重共线性关系,因此本节提出了阑尾炎患者疾病严重程度的贝叶斯逐步判别分类模型,将阑尾炎患者分为三个不同的等级。

通过模型应用,发现该判别模型对患者分类有效。该模型的总正确率为84%,其中重度阑尾炎和轻度阑尾炎的分类准确率分别达到96%和97%。

虽然该模型在患者分类方面是有效的,但是在未来的研究中仍然需要考虑以下问题。

首先,识别影响疾病严重程度的关键因素是非常重要的,这直接影响判别模型的有效性。在研究中可以考虑收集更多的属性,如临床需要观察的腹痛、恶心、迁移痛等,以及一些直到手术时才发现的其他指标。

其次,可以邀请更多有经验的医生结合超声和手术判断每个患者的风险等级。有时候,即使是有经验的医生,也是很难诊断阑尾炎的。从表 2-4 中可以看出,Ⅱ级的分类准确率仅为41.7%,这表明Ⅱ类很难与Ⅰ级和Ⅲ级进行区分。从图 2-5 中可以发现,医生会将一些Ⅰ级的病例错误地划分为Ⅱ级,这也将直接影响模型的准确度。

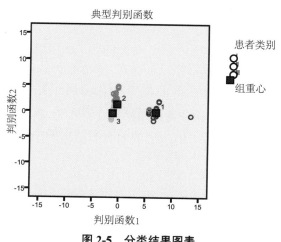

图 2-5　分类结果图表

最后,患者在治疗方案选择过程中会表现出不同的心理等因素,因此,可以在患者分类模型中引入并考虑患者的心理等因素。

综上所述,本节采用贝叶斯逐步判别分析方法构建了阑尾炎患者的分类模型。该判别模型的贡献在于将阑尾炎患者分为不同的风险等级,以便于早期诊断和早期最佳治疗方案的选择。通过逐步判别方法筛选影响阑尾炎严重程度的关键因素,建立了基于贝叶斯判别分析的患者分类模型。结果表明,该方法能较可靠、准确地预测早期阑尾炎的严重程度,为患者分类提供了一种有效的方法。

2.3　本章小结

疾病诊断是临床诊疗决策制定的首要环节,疾病诊断关键特征的有效识别有利于提高疾病诊断分类预测的精度,辅助医务人员快速、准确地对患者进行合理检查及诊断。患者患病严重程度等的潜在类别分析是临床诊疗的重要基础,能够为患者的差异化治疗提供重要参考,是医生及患者最关心的指标之一。本章针对疾病诊断影响因素多、诊断过程复杂以及医疗数据集样本量小且不均衡、多分类的问题,结合弹性网、支持向量机、重抽样等方法对复杂疾病诊断关键特征识别进行了研究;并通过逐步判别方法筛选影响疾病严重程度的关键特征,构建了基于贝叶斯判别分析的患者分类模型。

（1）考虑高维小样本数据的不均衡性及多分类问题,运用过抽样和欠抽样相结合的方法对不均衡数据进行处理,结合弹性网与支持向量机多分类方法,提出了对不均衡及多分类医疗数据的疾病诊断关键特征进行识别的有效方法,算例表明该方法对不均衡的高维小样本医疗数据具有较好的降维效果和分类精度,能够有效选取对疾病诊断有显著影响的诊断规则,提高疾病诊断多分类预测精度。

（2）通过逐步判别方法筛选影响阑尾炎严重程度的关键因素,建立了基于贝叶斯判别分析的患者分类模型。该判别模型的贡献在于将患者分为不同的风险等级,以便于早期诊断和最佳治疗方案的选择。结果表明,该方法能较可靠、准确地预测早期阑尾炎的严重程度,为患者分类提供了一种有效的方法。

本章参考文献

[1]　赵凤英,王崇骏,陈世福.用于不均衡数据集的挖掘方法[J].计算机科学,2007,34(9):139-141.

[2]　JAPKOWICZ N, STEPHEN S. The class imbalance problem: a systematic study [J]. Intelligent data analysis, 2002, 6(5): 429-449.

[3]　CHAWLA N V, BOWYER K W, HALL L O, et al. SMOTE: synthetic minority over-sampling technique [J]. Journal of artificial intelligence research, 2002, 16: 321-357.

[4]　GÜVENIR H A, ACAR B, DEMIRÖZ G, et al. A supervised machine learning algorithm for arrhythmia analysis [J]. Computers in cardiology, 1997, 24: 433-436.

[5] ÖZÇIFT A. Random forests ensemble classifier trained with data resampling strategy to improve cardiac arrhythmia diagnosis [J]. Comput Biol Med, 2011, 41(5): 265-271.

[6] COHEN S, RUPPIN E, DROR G. Feature selection based on the shapley value [C]// Proceedings of the 19th International Joint Conference on Artificial Intelligence. San Francisco: Morgan Kaufmann Publishers, 2005: 665-670.

[7] SUN X, LIU Y H, LI J, et al. Using cooperative game theory to optimize the feature selection problem [J]. Neurocomputing, 2012, 97: 86-93.

[8] DU L, SONG Q B. A simple classifier based on a single attribute [C]//IEEE 14th International Conference on High Performance Computing and Communications. 2012: 660-665.

[9] PAPPA G L, FREITAS A A, KAESTNER C A. A multiobjective genetic algorithm for attribute selection [C]// Proceedings of the Fourth International Conference on Recent Advances in Soft Computing. 2002: 116-121.

[10] NING J M, LI D X, LUO X J L, et al. Stepwise identification of six tea (Camellia sinensis (L.)) categories based on catechins, caffeine, and theanine contents combined with Fisher discriminant analysis [J]. Food analytical methods, 2016, 9(11): 3242-3250.

[11] VARMAGHANI A, EICHINGER W E. Early-season classification of corn and soybean using Bayesian discriminant analysis on satellite images [J]. Agronomy journal, 2016, 108(5): 1-10.

[12] TING H W, WU J T, CHAN C L, et al. Decision model for acute appendicitis treatment with decision tree technology: a modification of the Alvarado Scoring System [J]. Journal of the Chinese medical association, 2010, 73(8): 401-406.

第3章 基于患者生物异质性的治疗方案各属性值预测研究

临床决策的制定离不开治疗方案的疗效、风险、费用以及住院天数等关键属性值的考量,而同一种治疗方案对不同疾病风险等级的患者来说,其疗效、费用、住院天数等也有所不同。因此,本章基于患者病史信息对治疗方案关键属性值评估方法进行了探究。

3.1 基于径向基神经网络模型的患者住院天数预测研究

住院天数是患者治疗方案选择和治疗费用控制以及医保政策制定的重要参考资料之一,是保证医疗服务水平的关键环节,也是患者在接受治疗方案时非常关注的因素之一。腹腔镜下急性阑尾切除术是外科最常见的手术,常发生在急诊科,因此对腹腔镜切除术下急性阑尾炎患者住院天数预测的研究具有重要意义。由于医疗数据大多具有不均衡性,例如急性阑尾炎患者住院天数 ≤ 7 d 的占较大比例,而 >7 d 的比例较少,如果不作均衡化处理,数据分类的原始比例不均等,对于很多类疾病,全部预测为多数类样本,预测精度可能达到90% 以上,在实际应用中,人们往往更需要提高少数类样本的分类精度 [1]。然而很多研究忽视了该问题,在建立预测模型时未考虑数据的不均衡性。另外,目前国内针对住院天数预测 [2] 以及医疗其他方面危险因素预警的研究 [3],大多停留在整体预测精度分析层面,未对预测模型出现第一类错误和第二类错误的概率进行探究。在实际应用中,由于第一类错误带来的成本远高于第二类错误,例如将住院天数异常的样本预测为住院天数正常,患者的不满情绪可能更大,医保政策上限制定得偏低,容易导致医患关系紧张,因此在住院天数预警上,该问题值得重点关注。基于此,本节选取某三甲医院行腹腔镜切除术的急性阑尾炎患者数据,分别建立 logistic 回归模型与径向基神经网络模型,并比较两种模型的预测精度以及出现第一类错误和第二类错误的概率。

3.1.1 资料来源与方法

3.1.1.1 资料来源

通过某医院 HIS 系统随机抽取 2016 年 7 月至 2017 年 9 月的腹腔镜下急性阑尾切除术患者病例 250 例,除去 7 例数据不全的样本,总共有 243 例样本符合要求。

3.1.1.2 研究方法

1. 变量选择

考虑患者的异质性及治疗的整个过程,依据文献及医生意见,选取了患者性别、年龄、

BMI 指数、是否有糖尿病、是否有高血压、是否穿孔、术前住院天数、手术时间、手术切口恢复时间等 13 个因素来对患者术后住院天数进行预测分析,变量及赋值方法如表 3-1 所示。

表 3-1　变量及变量赋值方法

变量编号	变量描述	变量类型	变量赋值说明	变量编号	变量描述	变量类型	变量赋值说明
X_1	性别	分类变量	男 =1,女 =2	X_8	白细胞计数	分类变量	异常 =1,正常 =0
X_2	年龄	分类变量	未成年人（<18）=1,成年人（18~55）=2,老年人（≥56）=3	X_9	白细胞异常天数（d）	连续变量	0~7
X_3	BMI 指数	分类变量	正常（18.5~30）=1,异常（<18.5 或 >30）=2	X_{10}	术前住院天数（d）	连续变量	0~9
X_4	是否有糖尿病	分类变量	有 =1,无 =0	X_{11}	手术时间	分类变量	正常（手术时间≤100 min）=1,异常（手术时间 >100 min）=2
X_5	是否有高血压	分类变量	有 =1,无 =0	X_{12}	手术切口恢复时间（d）	连续变量	6~15
X_6	是否穿孔	分类变量	有 =1,无 =0	X_{13}	术后发烧天数(d)	连续变量	0~3
X_7	是否有其他并发症	分类变量	有周围脓肿、腹膜炎等情况 =1,无周围脓肿、腹膜炎等情况 =0	Y	住院天数	分类变量	正常（住院天数≤7 d）=1;异常（住院天数 >7 d）=2

2. 研究步骤

采用 SPSS19.0 统计学软件进行数据分析,具体步骤如下。

1）影响因素选取

为了选取腹腔镜切除术下急性阑尾炎患者住院天数的关键影响因素,本节分别采用单因素分析及向前逐步选择方法进行筛选,并对比以上两种方法选择的结果,选择更加合理的关键影响因素选择方法对住院天数进行预测。

2）样本数据均衡化处理

由于正常类样本 223 例,而异常类样本仅有 20 例,数据明显不均衡,假如全部预测样本为正常样本,正确率即可高达 91.8%。因此,本节首先对样本数据进行均衡化处理,采用随机欠抽样的方法对住院天数正常类样本进行删减,通过 SMOTE 过抽样的方法对住院天数异常类样本进行过抽样,之后将以上样本组合在一起形成一个均衡的新数据集。

3）预测分析

分别利用 logistic 多元回归模型和径向基神经网络构建预测模型,对上述均衡化后的新数据集进行测试,得到相关预测结果。

4）两种模型结果比较

对以上两种模型预测的总体精度以及出现第一类错误和第二类错误的结果进行分析、

比较,确定最佳预测模型。

3.1.2　结果

3.1.2.1　一般情况

在文献调研及医护人员访谈的基础上,选取涉及患者基本情况及腹腔镜下急性阑尾切除术治疗过程中可能影响术后住院天数的因素共 13 个。为了有效建模,提前对数据进行预处理。根据数据特征将数据分为分类变量和连续变量两种类型,变量名称及具体赋值方法如表 3-1 所示。对样本数据进行统计分析发现,243 例患者中最小 14 岁,最大 78 岁,平均年龄为 42.5 岁;男性患者 125 例,占比 51.4%,女性患者 118 例,占比 48.6%;为了对不同患者术后住院天数进行有效预测,本章根据医院数据,对患者住院天数进行分类。腹腔镜切除术下急性阑尾炎患者住院天数一般在一周内,故将住院天数 ≤ 7 d 的患者分为正常类,住院天数 > 7 的分为异常类,其中正常类样本共 223 例,异常类样本共 20 例。

3.1.2.2　影响因素选取

单因素分析结果显示,年龄、是否有高血压、是否穿孔、是否有其他并发症、术前住院天数、切口恢复时间等 6 个因素与腹腔镜切除术下急性阑尾炎患者住院天数有关(P<0.05)。向前逐步选择方法结果显示:是否穿孔(是)、是否有其他并发症(是)、术前住院天数以及切口恢复时间是影响腹腔镜切除术下急性阑尾炎患者住院天数的主要因素。与单因素分析相比,向前逐步选择方法能够处理因素间的共线性等问题,本章选用该方法所选择的关键因素对住院天数进行预测,如表 3-2 所示。

表 3-2　住院天数关键影响因素

影响因素	Wald	P	OR	95% CI
6(1)	3.141	0.076	0.308	0.084-1.133
7(1)	6.988	0.008	0.87	0.014-0.532
10	8.839	0.003	1.928	1.252-2.973
12	5.017	0.025	1.038	1.038-1.751

注:Wald 表示瓦尔德卡方值,P 表示显著性,OR 表示优势比,95% CI 表示 95% 置信区间,下同。

3.1.2.3　样本数据均衡化处理

采用随机欠抽样的方法,在住院天数正常类样本中选取 40 个样本;通过 SMOTE 过抽样的方法对住院天数异常类样本进行过抽样,使住院天数异常类样本量也同样达到 40。将以上案例组成一个样本数为 80 的均衡数据集。

3.1.2.4　预测分析结果

利用上述均衡化后的新数据集分别验证 logistic 回归模型及径向基神经网络对腹腔镜切除术下急性阑尾炎患者住院天数的预测精度。

logistic 回归模型的预测总精度为 76.3%,对住院天数正常类样本的预测精度高达 87.5%,而对异常类样本的预测精度只有 65%,见表 3-3。霍斯默 - 莱梅肖(Hosmer-Lemeshow)拟合优度检验值为 $\chi^2 = 5.07$, $P = 0.75$,说明该模型拟合效果较好。

表 3-3　logistic 回归模型住院天数预测结果

观测结果	预测结果		
	正常类	异常类	预测精度
正常类	35	5	87.5%
异常类	14	26	65%
总计百分比	—	—	76.3%

采用径向基神经网络进行神经网络模型检验。将住院天数作为输出变量,是否穿孔、是否有其他并发症、术前住院天数以及切口恢复时间等因素作为输入变量,采用前述的均衡化后的新数据集进行检验。根据文献 [4],对于数据量相对较小的数据集,训练样本的占比一般为 60%~80%,本节采用较多文献中训练样本与测试样本 7 : 3 的比例进行抽样,即从 80 例样本中随机抽取 56 例样本作为训练样本,剩余 24 例样本作为测试样本,从表 3-4 的预测结果可以看出,样本总体预测精度高达 88.75%,其中训练样本预测精度为 91.1%,测试样本预测精度为 83.3%。

表 3-4　径向基神经网络住院天数预测结果

组别	训练样本		测试样本		样本总体	
	实际数	误判数	实际数	误判数	实际数	误判数
正常类	24	1	13	2	40	3
异常类	27	4	7	2	40	6
总计百分比	91.1%		83.3%		88.75%	

3.1.2.5　结果比较

本章共调研了 243 例腹腔镜切除术下急性阑尾炎患者的信息,包括 223 例住院天数正常的样本与 20 例住院天数异常的样本。为了解决不均衡性的问题,采用随机欠抽样及 SMOTE 过抽样的方法,分别得到 40 例正常样本和 40 例异常样本。利用这 80 例样本对 logistic 回归模型与径向基神经网络模型进行了检验,结果如表 3-5 所示。

表 3-5　两种模型误判结果比较

类型	模型	误判率
第一类错误	logistic 回归	35%
	径向基神经网络	15%

类型	模型	误判率
第二类错误	logistic 回归	12.5%
	径向基神经网络	7.5%
总体误判率	logistic 回归	23.75%
	径向基神经网络	11.25%

　　从上表可以看出,logistic 回归模型和径向基神经网络模型的总体误判率分别为 23.75%和 11.25%。从出现第一类错误(将住院天数异常的样本误判为住院天数正常的样本)的概率来看, logistic 回归模型和径向基神经网络模型出现第一类错误的概率分别为 35%和 15%。如前所述,在实际情况下,把一个住院天数异常样本错分类为住院天数正常样本的代价,远比把一个住院天数正常样本错分类为住院天数异常样本大得多,即第一类错误带来的成本远高于第二类错误。鉴于径向基神经网络模型的总体误判率以及出现第一类错误的概率均较低,我们可以利用该模型对腹腔镜切除术下急性阑尾炎患者住院天数进行预测;而 logistic 回归模型虽然总体预测精度不低,但出现第一类错误的概率较高,特别是当误判异常样本数较多时,应谨慎使用该模型。

3.1.3　讨论

　　以患者为中心的医疗服务是医疗事业发展的核心理念,然而由于我国医疗资源少,患者数量众多,医生很难与患者进行充分的、毫无保留的沟通,例如,对于患者较为关注的住院天数,医生往往不容易给患者作出准确判断,因此数据驱动的住院天数预测模型成为亟待研究的领域,该模型能够根据患者的个体差异预测住院天数,结果更客观,更有参考性,即使出现特殊情况,患者也不会责怪医生,有利于患者及时了解病情以及配合医生选择治疗方案。同时,通过数据驱动的住院天数预测,也能为医保付费相关政策的制定提供参考。但已有的关于住院天数预测的研究较少考虑医疗数据的不均衡性及预测模型出现第一类错误和第二类错误的概率,本节基于此,随机抽取某三甲医院 2016 年 7 月至 2017 年 9 月的腹腔镜下急性阑尾切除术患者共 243 例,利用向前逐步回归方法选择关键影响因素,之后利用随机欠抽样和 SMOTE 过抽样的方法对数据进行均衡化处理得到新数据集,最后利用该数据集检验 logistic 回归模型及径向基神经网络模型。结果表明,径向基神经网络模型的总体预测精度较高,出现第一类错误的概率较低,对腹腔镜切除术下急性阑尾炎患者住院天数预警有一定的借鉴意义,也能为医疗其他危险因素的预警提供参考。logistic 回归模型总体误判率以及出现第二类错误的概率都不高,而出现第一类错误的概率较高,当模型误判异常样本数较多时,应谨慎使用。从两种模型的预测精度来看,预测精度均未达到 90%以上,分析其原因可能是住院天数不仅受到以上因素的影响,还受到医生、患者、病床紧张度、医保政策等因素的影响,从而限制了住院天数的预测精度。另外,研究方法也存在一定弊端,例如,向前逐步回归选择方法有可能导致部分样本指标信息丢失等问题,后续研究仍需进一步探索更优化的预测方法。

3.2　基于 logistic 回归模型的不均衡数据集患者住院费用预测

住院费用是治疗方案选择的重要属性,直接影响医生及患者的治疗决策。患者住院费用的快速增长已成为患者及医保部门关注的焦点问题,而解决"看病贵"问题一直是医疗改革的重点。为了控制医疗费用,节约医疗成本,服务付费制度不断改革,其中诊断相关组(diagnostic related groups, DRGs)付费方式具有重要影响。急性阑尾炎作为一种常见病种,成为各地医疗机构试行的重要病种。因此,数据驱动的住院费用预测方法成为学者研究的热点问题。在中国知网(CNKI)上以"急性阑尾炎"和"住院费用"为关键词进行检索,共得到 28 篇论文。已有研究主要利用统计学方法对影响患者住院费用的因素进行探究[5],考虑到数据不均衡性以及患者异质性的住院费用研究较少。例如 85% 急性阑尾炎患者住院费用在 18 000 元以下,如果不考虑数据的不均衡性,全部预测患者住院费用在 18 000 元以下,预测精度即可达到 85%,而在医疗过程中,少数患者的确会因治疗需要,住院费用高于18 000 元,甚至高于单病种付费的限额。如果对这些患者实施单病种付费,医生可能在治疗过程中将一些治疗费用放到门诊等来降低医疗费用,这将为患者及医生造成很多不必要的麻烦。在实际应用中,人们往往更需要提高这类少数样本的预测精度。因此,本节考虑到患者住院费用数据的不均衡性及患者异质性,以急性阑尾炎为例探究了影响患者住院费用的主要因素,并建立了急性阑尾炎患者住院费用预测模型。

3.2.1　资料来源与方法

3.2.1.1　资料来源

在某三甲医院 2016 年 7 月至 2017 年 9 月收治的全部住院并进行腹腔镜下阑尾炎切除术的患者中随机抽取 250 例,剔除病例信息不全者 7 例,共得到符合要求的病例 243 例。

3.2.1.2　调查内容

本次调查研究在文献调研及医生建议的基础上,考虑疾病治疗的整个过程,收集了患者性别、年龄、BMI 指数、是否有糖尿病、是否有高血压、是否穿孔、术前住院天数、手术时间、手术切口恢复时间、住院天数等 14 个因素的信息,对患者住院费用进行预测。

3.2.1.3　分析方法

首先通过单因素分析,筛选影响住院费用的显著因素,利用随机欠抽样及 SMOTE 过抽样的方法对不均衡数据进行均衡化处理,构建 logistic 多元回归预测模型,并将预测结果与未进行数据均衡化的 logistic 多元回归模型预测结果进行比较分析。

3.2.2 结果

3.2.2.1 一般情况

对样本数据进行统计分析发现 243 例患者中男性 125 例,女性 118 例,患者平均年龄 42.5 岁,住院费用最低为 5 500 元,最高为 35 000 元,平均费用为 14 001 元。为了对不同患者住院费用进行有效预测,本节对患者住院费用进行离散化处理,结合所收集的数据,以 18 000 元为界进行分类,即 18 000 元及以下为正常类,18 000 元以上为异常类,其中正常类样本 205 例,异常类样本 38 例。

3.2.2.2 住院费用单因素分析

对样本进行单因素 χ^2 分析,结果显示:患者住院费用在患者性别、年龄、是否有高血压、是否有穿孔、是否有其他并发症(周围脓肿、腹膜炎等)、白细胞计数、白细胞异常天数、手术时间、切口恢复天数、住院天数等方面有显著差异($P<0.05$),在 BMI 指数、糖尿病、术前住院天数、术后发烧天数方面的差异无统计学意义($P>0.05$),见表 3-6。将上述数据集中对住院费用有显著影响的因素筛选入新的数据集,无统计学意义的因素删除,形成数据集 I。

3.2.2.3 数据均衡化处理

首先利用随机欠抽样的方法,在数据集 I 的 205 个正常类样本中随机抽取 75 例样本,之后利用改进的 SMOTE 过抽样的方法对住院费用异常类样本进行过抽样,得到新的异常类样本 75 例。将上述新生成的样本组合为 150 个样本量的新数据集 II。

3.2.2.4 预测分析

将数据集 I 和数据集 II 分别引入非条件 logistic 回归模型。以住院费用为因变量,以患者性别、年龄、是否有高血压、是否有穿孔、切口恢复天数、住院天数为自变量进行逐步多元回归分析,其结果见表 3-7。经筛选,两个数据集中,患者性别、年龄、白细胞异常天数、有无其他并发症(周围脓肿、腹膜炎等)、住院天数均进入了方程,但所构建的模型标准化回归系数不同。从住院费用预测结果来看(见表 3-8),利用数据集 I 构建的多元回归模型对住院费用的整体预测精度较高,达到 92.6%,但针对异常类样本的预测精度只有 60.5%。而利用数据均衡化后的数据集 II 构建的模型预测精度为 86.7%,虽然整体预测精度略低于原数据集 I,但针对异常类样本的预测精度达到 89.3%,远远高于数据集 I。

3.2.3 讨论

基于已有临床数据对患者住院费用进行预测,能够为患者了解住院费用、选择治疗方案提供参考,同时,也能够为医院提高医疗质量、实施 DRGs 病种系列成本预测及医保政策的制定提供理论依据。已有研究主要利用统计学方法对住院费用影响因素进行分析,鲜有研

表 3-6　急性阑尾炎患者住院费用影响因素单因素分析

因素	水平	样本数	住院费用异常样本数	发生率（%）	χ^2	P
性别	男 女	125 118	26 12	20.8 10.2	5.200	0.023
年龄	17 岁以下 18~55 岁 56 岁及以上	3 169 71	0 14 24	0 8.3 33.8	25.242	0.000
BMI 指数	正常（18.5~30） 异常（<18.5 或 >30）	224 19	35 3	15.6 15.8	0.000	0.985
糖尿病	无 有	231 12	35 3	15.2 25	0.839	0.360
高血压	无 有	226 17	32 6	14.2 35.3	5.353	0.021
穿孔	无 有	215 28	23 15	10.7 53.6	34.518	0.000
其他并发症（周围脓肿、腹膜炎等）	无 有	236 7	34 4	14.4 57.1	9.412	0.002
白细胞计数	正常 异常	98 145	9 29	9.2 20	5.186	0.023
白细胞异常天数	0 d 1~3 d 4~7 d	100 121 22	9 18 11	9 14.9 50	23.084	0.000
术前住院天数	0 d 1 d 2 d 3 d 以上	132 85 16 10	18 16 2 2	13.6 18.8 12.5 20	1.318	0.725
手术时间	≤ 100 min >100 min	222 21	31 7	14.0 33.3	5.456	0.020
切口恢复天数	6~7 d 8~10 d 11 d 以上	36 127 80	2 9 27	5.6 7.1 33.8	29.707	0.000
术后发烧天数	0 d 1 d 2 d 3 d	200 23 17 3	27 7 4 0	13.5 30.4 23.5 0	5.869	0.118
住院天数	2~5 d 6~8 d 9 d 以上	181 51 11	8 22 8	4.4 43.1 72.7	73.675	0.000

注：χ^2 表示卡方值，下同。

表 3-7 急性阑尾炎患者住院费用 logistic 回归模型分析结果比较

数据集	变量	β	Wald	P	OR	95% CI
数据集 I	性别	−1.700	7.546	0.006	0.183	0.054~0.614
	年龄	3.358	23.061	0.000	28.723	7.296~113.084
	白细胞异常天数	1.643	11.510	0.001	5.171	2.001~13.360
	其他并发症（周围脓肿、腹膜炎等）	−2.433	3.806	0.051	0.088	0.008~1.011
	住院天数	3.125	33.509	0.000	22.760	7.901~65.569
	常量	−15.212	29.955	0.000	0.000	
数据集 II	性别	−1.578	5.475	0.019	0.206	0.055~0.774
	年龄	2.530	16.221	0.000	12.555	3.665~43.007
	白细胞异常天数	1.708	8.272	0.004	5.520	1.723~17.684
	其他并发症（周围脓肿、腹膜炎等）	−2.702	5.389	0.020	0.067	0.007~0.657
	住院天数	4.083	31.455	0.000	59.335	14.243~247.185
	常量	−13.041	21.914	0.000	0.000	

注：β 表示回归系数。

表 3-8 logistic 回归模型住院费用预测结果比较

数据集	观测结果	预测结果		
		正常类	异常类	预测精度
数据集 I	正常类	202	3	98.5%
	异常类	15	23	60.5%
	总计百分比	—	—	92.6%
数据集 II	正常类	63	12	84.0%
	异常类	8	67	89.3%
	总计百分比	—	—	86.7%

究考虑数据的不均衡性,而现实中,往往住院费用较高的患者更注重医保政策,更容易产生医患关系矛盾,医保部门对高费用患者的报销审核也更为严格,因此,针对少数住院费用较高患者的准确预测更为重要。基于此,本节提出了考虑数据不均衡性的急性阑尾炎住院费用预测模型,得到了对住院费用异常类样本预测准确度更高的多元回归预测模型。

首先,本节利用单因素分析对影响住院费用的显著因素进行了筛选,研究表明性别、年龄、是否有高血压、是否有穿孔、是否有其他并发症（周围脓肿、腹膜炎等）、住院天数、白细胞计数、白细胞异常天数、手术时间、切口恢复天数等对住院费用有显著影响,其中性别、年龄、是否有高血压、是否有穿孔、是否有其他并发症（周围脓肿、腹膜炎等）、住院天数等因素已有文献报道对住院费用有影响[6],本节从诊疗的全过程考虑,发现白细胞计数及白细胞异常天数、手术时间、切口恢复天数等因素对住院费用也存在显著影响。在阑尾炎治疗中,白细胞计数偏高一般表明仍存在炎性感染,需要继续治疗炎症,因此会影响住院费用。其次,由于每位患者的个体差异不同,切口恢复情况也明显不同,切口恢复天数会影响住院天数及伤口护理,因此对住院费用也产生显著影响。而对于手术时间,作者认为其并不直接影响住院费用,但如果阑尾炎症状较重的话,例如出现阑尾周围脓肿、腹膜炎等情况,一般手术时间可能延长,因此通过单因素分析发现手术时间也是影响住院费用的一个显著因素。由于单因素分析没有考虑各影响因素间的共线性问题,因此在后面 logistic 回归分析中,采用逐步回归的方式引入变量。

通过单因素分析确定显著因素后,对原数据 I 及数据 II 分别进行了 logistic 回归分析,结果表明模型中引入的关键影响因素均为性别、年龄、白细胞异常天数、有无其他并发症(周围脓肿、腹膜炎等)以及住院天数,但与模型 I 相比,模型 II 中年龄的 β 值变小,住院天数及有无其他并发症(周围脓肿、腹膜炎等)的 β 值变大,这说明发生周围脓肿、腹膜炎等并发症以及住院天数较长的患者一般花费较高,因此,该模型对少数类高住院费用样本的预测精度显著提高。

综上所述,腹腔镜下急性阑尾炎患者治疗费用差异较大,高费用组数据较少,数据集存在不均衡性。在数据驱动的住院费用预测模型中,如何提高对少数类高费用组患者的预测精度,成为患者提前了解治疗方案、医保报销政策制定及报销审核时关注的重要问题。本节对数据集进行均衡化处理后构建的 logistic 回归模型对少数类高费用样本的预测精度显著提高,更符合实际需要,也为其他类似问题的解决提供了方法,并且探索了数据驱动的医疗决策管理模式。

3.3　不同风险类别患者住院费用结构分析

对不同风险类别患者的住院医疗费用各因素之间的关联程度及结构变动情况进行定量分析,对不同风险类别患者确定自身治疗费用以及优化医疗费用结构、合理监管住院费用都具有重要意义。目前已有住院费用影响因素的研究大多采用单因素分析及多元线性回归分析,对患者住院费用构成及影响因素进行探究,未考虑不同风险类别患者住院费用内部影响因素的关联程度和结构变动情况。

另外,随着生育政策放开,孕产妇妊娠风险及医疗费用问题受到社会的广泛关注。2017年 9 月国家卫生和计划生育委员会为加强孕产妇妊娠风险评估与管理工作,保障母婴安全,出台《孕产妇妊娠风险评估与管理工作规范》(以下简称《规范》),提出按照风险严重程度对孕妇进行妊娠风险筛查,分别以绿、黄、橙、红、紫五种颜色代表低风险、一般风险、较高风险、高风险、传染病,对孕产妇进行分级标识。住院医疗费用一直以来都是人们关注的重要问题,分析不同妊娠风险的孕产妇住院医疗费用主要影响因素及结构变动,对《规范》全国性实施后,医疗机构及医保部门有针对性地采取差异化的费用控制措施,医疗机构提前根据不同孕产妇风险比例进行合理资源配置,孕产妇及家属了解治疗情况,减少医患矛盾等都具有重要意义。

因此,本节以孕产妇分娩为例,结合新灰色关联分析方法和结构变动度分析方法,对不同风险类别孕产妇的住院费用各因素之间的关联程度及费用结构的动态变化进行探究,以明确不同妊娠风险级别孕产妇住院费用综合变动情况。最后,以天津市某三甲医院孕产妇住院医疗数据为例进行分析,结果表明不同妊娠风险孕产妇的费用结构差异较大,患者可以根据自身风险级别来了解治疗情况,有利于医患权衡治疗方案利弊,相关部门也可根据不同孕产妇的风险情况有针对性地采取差异化的费用控制及资源管理措施。

3.3.1　研究对象与方法

3.3.1.1　研究对象

通过天津市某三甲医院 HIS 系统收集 2018 年 2 月至 4 月的孕产妇病例 946 例,除去 60 例信息不全的样本,共 886 例符合要求。按照《规范》,咨询相关医务人员,将 886 例孕产妇分为不同的风险级别,不同的风险级别分别用 Ⅰ、Ⅱ、Ⅲ、Ⅳ、Ⅴ 表示,其中绿色(低风险) Ⅰ 类 103 例,黄色(一般风险)Ⅱ 类 508 例,橙色(较高风险)Ⅲ 类 242 例,红色(高风险)Ⅳ 类 17 例,紫色(传染病)Ⅴ 类 16 例。住院总费用主要包括西药费、成药费、化验费、检查费、诊疗费、手术费、放射费、输血费、输氧费、床位费、护理费、接生费、其他费(主要包括材料费、餐费、取暖费、输血取血费等无法计入其他类别的费用)等 13 个项目,不同妊娠风险的人均住院费用各项目见表 3-9。由于紫色风险级别是指孕产妇患有传染性疾病,紫色标识孕妇可能同时伴有其他颜色,住院费用受其他颜色的影响,因此本节只考虑前四种风险。

表 3-9　不同妊娠风险孕产妇人均住院费用及构成比

项目	Ⅰ	Ⅱ	Ⅲ	Ⅳ	Ⅴ
西药(X_1)	611.94 元(7.49%)	1 107.48 元(9.79%)	2 047.09 元(13.11%)	3 501.78 元(12.80%)	1 285.52 元(11.51%)
成药(X_2)	176.43 元(2.16%)	157.17 元(1.39%)	140.13 元(0.90%)	161.97 元(0.59%)	150.36 元(1.35%)
化验(X_3)	1 260.25 元(15.43%)	1 507.23 元(13.32%)	1 791.07 元(11.47%)	2 200.77 元(8.04%)	1 550.38 元(13.88%)
检查(X_4)	651.62 元(7.98%)	699.49 元(6.18%)	935.04 元(5.99%)	971.88 元(3.55%)	712.63 元(6.38%)
诊疗(X_5)	1 988.24 元(24.34%)	2 032.26 元(17.96%)	2 533.9 元(16.23%)	2 730.14 元(9.98%)	1 599.19 元(14.32%)
手术(X_6)	998.06 元(12.22%)	2 489.39 元(22.00%)	3 553.1 元(22.76%)	4 211.18 元(15.39%)	2 446.25 元(21.90%)
放射(X_7)	0 元(0%)	6.69 元(0.06%)	58.8 元(0.38%)	1 091.76 元(3.99%)	0 元(0%)
输血(X_8)	12.94 元(0.16%)	78.39 元(0.69%)	140.12 元(0.90%)	278.24 元(1.02%)	41.25 元(0.37%)
输氧(X_9)	5.55 元(0.07%)	9.12 元(0.08%)	27.93 元(0.18%)	35.98 元(0.13%)	6.41 元(0.06%)
床位(X_{10})	689.01 元(8.44%)	863.61 元(7.63%)	977.27 元(6.26%)	584.44 元(2.14%)	839.78 元(7.52%)
护理(X_{11})	123.61 元(1.51%)	141.63 元(1.25%)	173.3 元(1.11%)	171.41 元(0.63%)	123.63 元(1.10%)
接生(X_{12})	321.36 元(3.93%)	222.91 元(1.97%)	126.86 元(0.81%)	17.65 元(0.06%)	206.25 元(1.85%)
其他(X_{13})	1 328.42 元(16.27%)	2 000.3 元(17.68%)	3 106.51 元(19.90%)	11 402.08 元(41.68%)	2 207.58 元(19.76%)

项目	Ⅰ	Ⅱ	Ⅲ	Ⅳ	Ⅴ
人均总费用(X_0)	8 167.33 元（100%）	11 311.68 元（100%）	15 611.13 元（100%）	27 359.28 元（100%）	11 169.23 元（100%）

3.3.1.2　研究方法

1. 新灰色关联分析方法

新灰色关联分析方法主要计算步骤如下 [7]。

1）确定参考数列与比较数列

本节将各妊娠风险等级的人均总费用作为参考数列，以 $X_0(k)$ 表示；以各单项费用作为比较数列，以 $X_i(k)$ 表示。计算差数列 $\Delta_i(k)$，并依次寻找最大差数列 $\max \Delta_i(k)$，最小差数列 $\min \Delta_i(k)$：

$$\Delta_i(k) = \left| X_i(k) - X_0(k) \right| \tag{3-1}$$

其中，$k = $ Ⅰ，Ⅱ，Ⅲ，Ⅳ，分别代表绿色、黄色、橙色、红色风险级别；$i = 1, 2, \cdots, 13$。

2）计算关联系数 $R_i(k)$

本章参考文献 [7] 选择分辨系数 $\rho = 0.5$，通过下式计算关联系数：

$$R_i(k) = \frac{\min \Delta_i(k) + \rho \max \Delta_i(k)}{\Delta_i(k) + \rho \max \Delta_i(k)} \tag{3-2}$$

3）计算关联度，确定关联序

$$\beta_i = \frac{1}{n} \sum R_i(k) \tag{3-3}$$

其中 $n = 4$，根据关联度大小来确定各项目的关联序。

2. 结构变动度分析方法

结构变动度分析方法包括结构变动值、结构变动度以及结构变动贡献率三部分的计算，主要步骤如下。

1）计算结构变动值（value of structure variation，VSV）

结构变动值是指各项构成比在Ⅰ级至Ⅳ级妊娠风险层级内的高层风险值与低层风险值的差值。即

$$\text{VSV} = X_{i1} - X_{i0} \tag{3-4}$$

其中，i 为费用项目序列号；X_{i1} 为高层风险第 i 项费用占人均总费用构成比；X_{i0} 为低层风险第 i 项费用占人均总费用构成比。

2）计算结构变动度（degree of structure variation，DSV）

$$\text{DSV} = \sum \left| X_{i1} - X_{i0} \right| \tag{3-5}$$

DSV 值在 0~100% 范围内变动，其值越大，则表示该风险层级转变阶段结构变动程度越大。

3）计算结构变动贡献率

$$\text{结构变动贡献率} = \frac{\left| X_{i1} - X_{i0} \right|}{\text{DSV}} \times 100\% \tag{3-6}$$

结构变动贡献率是各费用的结构变动值在结构变动度中所占的比例,反映了各费用所占总费用比例变化对总费用构成变动的影响。

3.3.2　结果

3.3.2.1　新灰色关联分析

孕产妇住院各项费用与人均总费用的关联度及关联顺序如表 3-10 所示。由表 3-10 可以看出,各项费用与总费用的关联度都比较高,均在 0.8 以上。按照与人均总费用相关度大小排列,其他费位居首位,相关度为 0.971,其次是手术费、诊疗费、化验费。

表 3-10　Ⅰ～Ⅳ类妊娠风险孕产妇人均住院费用关联度及关联顺序

项目	西药	成药	化验	检查	诊疗	手术	放射	输血	输氧	床位	护理	接生	其他
关联度	0.878	0.822	0.888	0.849	0.924	0.929	0.821	0.819	0.816	0.851	0.822	0.825	0.971
关联序	5	9	4	7	3	2	11	12	13	6	10	8	1

3.3.2.2　结构变动度分析

1. 住院费用构成情况

如表 3-9 所示,不同妊娠风险孕产妇的住院费用构成情况有所不同。绿色风险的孕产妇人均住院总费用中占比重最大的是诊疗费,其次是其他费和化验费。而黄色和橙色风险的孕产妇人均住院总费用中占比重最大的是手术费。另外,橙色比黄色的西药费所占比重明显增大。红色风险孕产妇人均住院总费用中占比重最大的是其他费,其次是手术费、西药费和诊疗费。

2. 住院费用构成变动值 VSV 和变动度 DSV

将绿色(低风险)、黄色(一般风险)、橙色(较高风险)、红色(高风险)分为四个区间,每一个区间的变动值和变动度如表 3-11 所示。不同妊娠风险孕产妇人均住院费用结构变动度分别为 28.18%、13.86%、51.02%、77.60%,变动度较大,平均每一阶风险的变动度为 25.87%。

表 3-11　Ⅰ～Ⅳ类妊娠风险孕产妇住院费用 VSV 及 DSV

项目	VSV			
	Ⅰ～Ⅱ	Ⅱ～Ⅲ	Ⅲ～Ⅳ	Ⅰ～Ⅳ
西药	2.30	3.32	−0.31	5.31
成药	−0.77	−0.49	−0.31	−1.57
化验	−2.11	−1.85	−3.43	−7.39
检查	−1.80	−0.19	−2.44	−4.43
诊疗	−6.37	−1.74	−6.25	−14.36
手术	9.79	0.75	−7.37	3.17

项目	VSV			
	I ~ II	II ~ III	III ~ IV	I ~ IV
放射	0.06	0.32	3.61	3.99
输血	0.53	0.21	0.12	0.86
输氧	0.01	0.10	−0.05	0.06
床位	−0.81	−1.37	−4.12	−6.30
护理	−0.26	−0.14	−0.48	−0.88
接生	−1.96	−1.16	−0.75	−3.87
其他	1.41	2.22	21.78	25.41
DSV(%)	28.18	13.86	51.02	77.60

3. 不同项目费用的结构变动贡献率

如表 3-12 所示,绿色(低风险)到黄色(一般风险)区间,诊疗费和手术费是影响住院费用变动的主要因素,累计贡献率达到 57.34%。黄色(一般风险)到橙色(较高风险)区间,西药成为影响住院费用变动最大的因素,贡献率为 23.95%,其次是其他费、化验费、诊疗费以及床位费。橙色(较高风险)到红色(高风险)区间,其他费成为最主要的影响因素,贡献率为 42.69%,其次是手术费、诊疗费、床位费和放射费。结合从绿色(低风险)到红色(高风险)的综合情况来看,其他费、诊疗费、化验费是引起不同妊娠风险孕产妇人均住院费用变动的主要项目,其贡献率依次为 32.74%、18.51%、9.52%。

表 3-12　I ~ IV类妊娠风险孕产妇各项费用对住院费用结构变动贡献率　　　　　(%)

项目	I ~ II	II ~ III	III ~ IV	I ~ IV
西药	8.16	23.95	0.61	6.84
成药	2.73	3.54	0.61	2.02
化验	7.49	13.35	6.72	9.52
检查	6.39	1.37	4.78	5.71
诊疗	22.60	12.55	12.25	18.51
手术	34.74	5.41	14.44	4.09
放射	0.21	2.31	7.07	5.14
输血	1.88	1.52	0.24	1.11
输氧	0.04	0.72	0.10	0.08
床位	2.88	9.88	8.08	8.12
护理	0.92	1.01	0.94	1.13
接生	6.96	8.37	1.47	4.99
其他	5.00	16.02	42.69	32.74

3.3.3　讨论

　　住院医疗费用的增长受主客观等多种因素的影响,呈现一定的灰色特性。新灰色关联分析方法是在灰色关联分析方法的基础上进行改进得到的,在对数量级与量纲相同的指标值进行数据分析时,无须对数据进行无量纲化处理,能够更好地将灰色特性资料各内部因素指标量化,获得较为直观的内因分析结果,更适用于医疗费用各因素间关联度的分析。结构变动度分析方法通过结构变动值、结构变动度和结构变动贡献率,综合反映事物构成变化特征和发展变化趋势,近年来已经在医疗卫生领域得到了广泛应用。

　　从新灰色关联分析结果来看,各单项费用与人均总费用的关联度都比较高,这表明各项费用都是影响不同妊娠风险孕产妇住院医疗费用的重要因素,其中,其他费(主要包括材料费、餐费、取暖费等无法计入其他类别的费用)、手术费、诊疗费位居前三位,与文献报道基本一致 [8-9]。但文献报道药费是影响孕产妇住院分娩费用的最主要因素 [9],而本研究结果中药费与总费用的相关性位居第五位,究其原因,可能与国家逐步推进医药分开、取消医药加成等政策的实施有关,使得药占比有所下降。本研究中材料费、手术费以及诊疗费是影响住院费用的主要项目,其原因可能是随着生育政策放开及家庭经济压力增大等,35 岁以上的高龄产妇的数量有一定程度的增长,高龄产妇合并症及并发症的发生率较高,妊娠风险逐步上升,所需医疗技术的成本较高,剖宫产率较高,住院天数增加,对医药、护理等方面的消耗也就更多,从而导致所涉及的材料费、餐费、取暖费等各种其他费用,手术费以及诊疗费等都较高。

　　从变动度分析结果来看,不同妊娠风险孕产妇的住院费用构成有所不同。绿色风险孕产妇人均住院总费用中占比重最大的是诊疗费,黄色和橙色风险孕产妇人均住院总费用中占比重最大的是手术费,红色风险孕产妇人均住院总费用中占比重最大的是其他费。不同风险类别的孕产妇住院费用主要构成不同。《规范》中绿色风险孕产妇是指孕妇基本情况良好,未发现妊娠并发症及合并症,这类孕产妇少有剖宫产指征,剖宫产率相对较低,从而手术费用相对较低,由于没有并发症及合并症,相对于其他风险类型的孕产妇药费相对较少,诊疗费成为主要费用。而黄色和橙色风险孕产妇的手术费用占比最高的原因可能是《规范》中黄色和橙色风险界定的很多指标与剖宫产指标一致 [10],孕妇的剖宫产概率增大,手术费随之增长 [9]。 另外,橙色风险孕产妇比黄色风险孕产妇的西药费所占比重明显增大,这可能是由于《规范》将许多需要药物治疗的妊娠糖尿病、甲状腺疾病、慢性高血压合并子痫前期等患者划分在了橙色风险范围内,导致橙色风险孕产妇比黄色风险孕产妇的西药费有了一定程度增加。红色风险孕产妇人均住院总费用中占比重最大的是其他费,这可能是由于伴随较重并发症及合并症的孕产妇被划归为红色风险,这类孕产妇需要更高的医疗技术,医药、护理等方面的消耗更多,因此相应的材料费明显高于其他风险孕产妇;另外,红色风险孕产妇的平均住院天数更长,所涉及的餐费、取暖费等其他费用也明显高于其他风险孕产妇;一些红色风险孕产妇还需要输血等治疗,因此所涉及的输血费及护士取血费等各种其他费用也随之增加。绿色(低风险)到黄色(一般风险)区间,诊疗费和手术费是影响住院费用变动的主要因素,这是由于绿色风险孕产妇基本情况良好,未发现妊娠并发症、合并症,诊疗费占比较高,手术费相对较低,而黄色风险孕产妇具有较轻并发症、合并症或者其他风险因素,符合剖宫产指征的比例要高于绿色风险孕产妇,手术费用占比较高,诊疗费占比有所下降,因此诊疗费和手术费成为影响该风险阶层住院费用变动的主要因素。黄色(一般风险)到橙色(较高风险)区间,影响住院费用变动最大的因素是西药费,橙色(较高风险)到红色(高风险)区间,其他费成为最主要的影响因素,这些结果与上述住院费用构成分析一致。

结合从绿色(低风险)到红色(高风险)的综合情况来看,其他费、诊疗费、化验费是引起不同风险孕产妇人均住院费用变动的主要项目,这与新灰色关联分析结果基本保持一致,不过新灰色关联分析中手术费排在第二位,化验费排在第四位,而结构变动度分析中手术费对人均住院费用变动的贡献率不大,贡献率为4.09%。手术费之所以不是引起结构变动的主要项目,可能是由于在每一阶段风险中,即使绿色风险孕产妇少有剖宫产指征,但由于孕妇缺乏分娩信心、社会因素等导致无剖宫产指征却选择剖宫产的孕产妇与日俱增,也产生一定的手术费用,占比12.22%,而黄色、橙色及红色风险孕产妇大多符合剖宫产指征,剖宫产率更高,这就导致各阶段手术费用所占比重都相对较高,因此手术费对结构变动的贡献率不大,然而却是影响人均住院费用的重要因素。

综上所述,医疗机构及相关部门在对孕产妇住院费用监管时应首先做好对住院费用关键影响项目的监管,重点关注其他费、手术费、诊疗费等主要项目。其次,医疗机构可根据一定时期不同妊娠风险孕产妇的比例进行合理的资源配置,同时针对不同风险类别孕产妇的住院费用有针对性地采取差异化的费用控制措施。最后,卫生行政部门在对妇产科制定一些硬性指标(如药占比[11]、剖宫产率[12]等)时,应当将孕产妇的生命安全放在首要位置,可根据一定时期各个医院不同妊娠风险的比例等制定合理的相关指标值,对不同医院不同妊娠风险级别进行分类监管,进一步完善医疗机构监管机制。

3.4　本章小结

治疗方案的选择离不开治疗方案的疗效、风险、费用、住院天数等属性值,而不同疾病风险等级的患者选用某一治疗方案的疗效、风险等属性值也将不同。本章主要依据已有文献及临床数据库,通过临床诊疗过程中累积的历史数据构建不同患者治疗方案各关键属性值评估模型。考虑到很多疾病治疗疗效及风险的临床指标不够明确,本章主要以住院天数为例构建了相关模型,提出了治疗方案关键属性值评估方法,从而为治疗方案决策提供依据。后续研究将依据临床研究中核心结局指标集对治疗方案的疗效进行评估,在诊疗过程中利用失效模式与影响分析(FMEA)等模型对风险进行估计。本章主要研究内容如下。

(1)住院天数是患者治疗方案选择、治疗费用控制以及医保政策制定的重要参考资料之一。本章以病种——阑尾炎的数据为例,分别建立 logistic 回归模型与径向基神经网络模型,并比较两种模型的预测精度以及出现第一类错误和第二类错误的概率。首先,利用向前逐步选择方法筛选关键影响因素,之后利用随机欠抽样和 SMOTE 过抽样的方法对数据进行均衡化处理,最后分别利用 logistic 回归模型及径向基神经网络模型进行住院天数预测。相比于 logistic 回归模型,径向基神经网络模型的准确性更高,出现第一类错误的概率更低,该模型更适合住院天数的预警,能够为患者了解病情、选择治疗方案以及国家制定医保政策提供参考。

(2)住院费用是治疗方案选择的重要属性,直接影响医生及患者的治疗决策。本章通过对不均衡数据集的急性阑尾炎患者住院费用进行预测,探索提高少数类高费用患者住院费用预测精度的方法,为患者治疗方案选择、DRGs 付费等政策调整提供理论依据。首先利用单因素分析识别显著因素,之后利用随机欠抽样和 SMOTE 过抽样的方法对数据集进行均衡化处理,最后分别对原数据集 I 及均衡化数据集 II 构建 logistic 回归模型。结果表明,该方法有效提高了对少数高费用患者住院费用的预测精度。

(3)对不同风险类别患者的住院医疗费用各因素之间的关联程度及结构变动情况进行定量分析,为不同风险类别患者确定自身治疗费用以及优化医疗费用结构、合理监管住院费用都具有重要意义。本章结合新关联分析方法和结构变动度分析方法,对不同风险类别孕产妇的住院费用各因素之间的关联程度及费用结构的动态变化进行探究,以明确不同妊娠风险级别孕产妇住院费用综合变动情况。最后,以天津市某三甲医院孕产妇住院医疗数据为例进行分析,结果表明不同妊娠风险孕产妇的费用结构差异较大,在治疗方案治疗中患者可以根据自身风险级别来了解治疗情况,有利于医患权衡治疗方案的利弊,相关部门也可根据不同孕产妇的风险情况有针对性地采取差异化的费用控制及资源管理措施。

本章参考文献

[1] 陶新民,郝思媛,张冬雪,等. 不均衡数据分类算法的综述 [J]. 重庆邮电大学学报(自然科学版),2013,25(1):101-110,121.

[2] KELLY M E, KHAN N, RIAZ M, et al. The utility of neutrophil-to-lymphocyte ratio as a severity predictor of acute appendicitis, length of hospital stay and postoperative complication rates [J]. Digestive surgery, 2015, 32:459-463.

[3] 廖睿纯,曹先伟,邓琼,等. 某三甲医院神经外科手术部位感染 Logistic 回归与神经网络预测研究 [J]. 中华医院感染学杂志,2018,28(8):1203-1206,1215.

[4] 王培良,叶晓丰,杨泽宇. 基于 Block-RPLS 模型自适应更新的质量预测方法 [J]. 控制与决策,2018,33(3):455-462.

[5] 廖珊,傅碧绿,邓戈湛. 797 例急性阑尾炎住院费用影响因素分析 [J]. 现代经济信息,2017(8):371.

[6] ITO Y, SAKATA Y, YOSHIDA H, et al. High cost of hospitalization for colonic diverticular bleeding depended on repeated bleeding and blood transfusion:analysis with diagnosis procedure combination data in Japan[J]. Digestion, 2017, 96(2):76-80.

[7] 秦峰. 2011—2015 年某军队医院住院患者医疗费用变化分析 [J]. 解放军医院管理杂志,2017,24(3):259-262.

[8]　邵纯纯,张媛,洪凡真,等.山东省某三甲医院瘢痕子宫产妇再次分娩住院费用及其影响因素 [J].山东大学学报(医学版),2019,57(2):88-92,124.

[9]　袁继梅,张宁.剖宫产住院费用构成及影响因素分析 [J].中国卫生统计, 2017, 34(3):490-491.

[10]　张家帅,程海东,张治萍,等.上海市剖宫产率及剖宫产指征调查分析 [J].中国实用妇科与产科杂志,2019,35(3):325-329.

[11]　徐敔,王冲.药占比在医院管理评价工作中的管制价值和社会效果分析 [J].中国药房,2015,26(34):4762-4765.

[12]　陈天琪,黄晓光.控制剖宫产率政策措施的效果研究:以江苏省 4 县为例 [J].中国卫生政策研究,2015,8(6):62-67.

第4章　基于离散选择实验的患者偏好调查研究

医患共同决策是医务人员和患者综合考虑各种治疗结果及患者偏好,共同参与医疗决策的过程[1]。患者对医疗服务因素的偏好对医疗决策的制定具有重要作用。基于患者偏好因素的研究表明,识别影响患者偏好的关键因素有利于指导医务人员为患者提供以患者为中心的个性化服务,让患者得到更好的治疗[2]。已有研究中,少数学者针对患者的治疗意愿、就医意愿、治疗满意度等进行了调查,但缺少患者对治疗方案具体因素的偏好调查,更鲜有关于患者及医护人员对临床治疗方案具体因素偏好的比较研究。已有的共同决策方法主要通过医患讨论的形式来粗略估计患者偏好,没有对治疗方案评价进行系统的科学分析。然而,多数疾病的治疗是比较复杂的,医生、患者等很难直接对治疗方案的利益与风险进行权衡。因此,医患共同决策需要系统地分析医生及患者等对治疗方案的偏好,从而科学地选择最佳的治疗方案。离散选择实验(discrete choice experiment, DCE)以调查问卷的方式进行,只需要被调查者针对问卷中给出的治疗方案进行选择,然后利用 logit 回归方法进行数据分析,能够确定被调查者对不同因素的偏好指数,而且可以大量发放调查问卷,简便易行,测量所得偏好的精度和稳定性更好,已被越来越多地应用到卫生服务领域[3],是定量分析患者等对治疗方案偏好的有效方法。因此,本章基于离散选择实验方法提出了调查医患对治疗方案偏好的方法,并以患者及其家属的分娩方式选择偏好为例进行了应用,结果表明该方法能够有效、定量地测量患者对治疗方案各因素的偏好,并有利于比较不同组别患者的偏好差异,能够为快速掌握患者偏好,更准确地选择适合患者的个性化治疗方案提供参考。

4.1　离散选择实验条件假设

离散选择实验是一种通过科学设计的具有不同属性及水平的多个产品方案的调查问卷,提供给被调查者进行选择,分析被调查者选择不同产品的主要影响因素,进而定量研究被调查者对不同产品属性的偏好的方法。目前,离散选择模型已经被广泛应用于交通需求、市场营销等领域,也被越来越多地应用到卫生服务领域[3]。

离散选择实验是基于经济学的需求理论和效用理论进行研究的。本章主要通过 logit 模型对调查数据进行分析。logit 模型有三个基本假设[4]。

（1）被调查者的选择集为 $S_i = \{s_1, s_2, \cdots, s_m\}$,其中, $s_1, s_2, \cdots, s_m$ 是不同的产品属性,每个属性由不同的水平组成。假定被调查者 k 选择产品 i 的效用为

$$V_{ki} = v_{ki} + \varepsilon_{ki} \tag{4-1}$$

其中, v_{ki} 为可观测的产品属性的效用的主要部分; ε_{ki} 是效用的偏差。

（2）被调查者 k 在选择的时候,根据随机效用理论,选择具有最大效用的方案。

（3）被调查者 k 对产品 i 的效用偏差 ε_{ki} 是服从双指数分布的独立随机变量。

4.2　患者偏好调查的步骤

基于离散选择实验的患者偏好调查的步骤主要包括属性及水平的设定、实验设计、数据收集与分析三个阶段,具体步骤如下。

4.2.1　属性及其水平的设定

首先应该针对疾病治疗过程中可能出现的治疗效果、不良反应等情况,设定治疗方案的属性及其相应的水平。属性及其水平一般要根据已有文献及专家意见进行设定。治疗方案的属性应该能够反映不同人员对治疗方案最关注的特征,可以区别治疗方案。各属性水平设定个数一般为 2~4,水平的间距必须合理,使调查对象不会忽略该属性的变化,也不会因为该属性的变化而忽略其他属性的影响。

4.2.2　实验设计

设定好属性及其水平后,需要将不同的属性及水平值随机组合成各种不同的治疗方案。由于组合方案较多,在问卷设计中,常采用部分析因设计,如正交试验等方法以减少选择方案的数量。调查问卷表设计好以后,一般需要以预调查的方式来检验设定的属性和水平值是否合理[5]。

4.2.3　数据收集与分析

问卷可以采用电子邮件、面对面发放等形式对不同人员(患者组、患者家属组、医生组、护士组、第三方支付组等)进行调查,调查对象需根据实际需要进行确定。问卷收回后,一般利用条件 logit 回归模型对不同群组人员的反馈问卷进行数据分析,拟合得到不同群组人员对不同治疗方案属性的偏好系数,从而得到不同群组人员对各治疗方案的效用函数:

$$u_{ki} = \beta_{k1}x_{i1} + \cdots + \beta_{kj}x_{ij} + \cdots + \beta_{km}x_{im} \tag{4-2}$$

其中, u_{ki} 为第 k 组人员选择第 i 种治疗方案可获得的效用值; β_{kj} 为第 k 组人员对治疗方案第 j 个属性的偏好系数; x_{ij} 为第 i 种治疗方案第 j 个属性的水平值($i=1,2,\cdots,n$; $j=1,2,\cdots,m$)。

4.3　案例应用

20 世纪 50—70 年代,我国自然分娩率在 95% 左右。近年来,由于先进医疗技术的引入、产前监测手段的过度使用、剖宫产指征的放宽、人们的错误认识等原因,我国的剖宫产率逐年攀升。2014 年发布的覆盖全国 14 个省份 39 家医院的研究结果显示,中国的剖宫产率为 54.47%,远远高于世界卫生组织建议的 10%~15%,且不具备医学指征的剖宫产率达 13.38%[6]。剖宫产手术是处理异常妊娠、挽救母婴生命的重要手段。然而非医学指征的剖宫产手术不仅增加产妇感染、出血的风险,影响其再次分娩和妇科手术的进行,还会使新生儿窒息、新生儿肺透明膜病、呼吸道感染等概率均大大增加,使子代更容易罹患哮喘、肥胖、Ⅰ型糖尿病等疾病。本章以患者及其家属选择分娩方式偏好为例进行了研究,采用离散选择实验方法调查了患者及其家属对分娩方式选择的意愿,探讨其分娩偏好的选择及其影响因素,并根据结论提出针对性的建议,希望通过探究患者及其家属偏好,为更合理地选择分娩方式以及降低剖宫产率带来一些参考和启示。

1. 属性及其水平的设定

本研究通过文献查阅、专家咨询以及与患者及其家属的深度访谈,确定纳入离散选择实验的属性有是否需要打麻药、是否需要剖宫产手术、是否会会阴撕裂或外阴侧切、产后恢复速度、分娩过程中疼痛程度、费用。结合天津市公立医院分娩实际情况,各属性分别设置 2~3 个水平,见表 4-1。

表 4-1　离散选择实验属性及其水平设定

属性	水平设定及编码说明
是否需要打麻药	是 =1,否 =2
是否需要剖宫产手术	是 =1,否 =2
是否会会阴撕裂或外阴侧切	是 =1,否 =2
产后恢复速度	快 =1,慢 =2
分娩过程中疼痛程度	基本无痛 =1,一般痛 =2,很痛 =3,非常痛 =4
费用	6 500 元 =1,10 000 元 =2,15 000 元 =3

2. 实验设计

按照上面的属性及其水平进行排列组合,可组成方案较多。为尽量减少选择集数量、试验次数,降低选择集之间的相关性,通过正交试验设计 [7],设计出均衡可比的 16 组选择组合纳入调查问卷,单个选择组合举例见表 4-2。

表 4-2　分娩方式选择组合示例

属性	分娩方式 A	分娩方式 B
是否需要打麻药	是	否
是否需要剖宫产手术	否	否
是否会会阴撕裂或外阴侧切	否	否
产后恢复速度	快	慢
分娩过程中疼痛程度	很痛	一般痛
费用	15 000 元	10 000 元

3. 数据收集与分析

本章通过发放调查问卷的方式来收集数据信息,问卷内容主要包括患者基本信息、分娩情况、偏好选择三个部分。调查对象为 18 岁以上的居民,以线上和线下相结合的形式来收集问卷。本研究共收回问卷 395 份,在剔除无效问卷(12 份)后得到有效问卷 383 份,有效率为 97%。本章通过 Excel 以及 SPSS22.0 完成相关数据分析,条件 logit 回归分析利用 SPSS 生存分析中的 Cox 回归模型实现。

1)描述性统计分析

根据回收的问卷,对调查对象的基本信息汇总并进行描述性分析,如表 4-3 所示。男性 99 人,占总人数的 25.8%;女性 284 人,占总人数的 74.2%。18~25 岁的人数最多,达到 175 人,占总人数的 45.7%;其次为 31~34 岁的人数,共 66 人,占总人数的 17.2%;26~30 岁的人数居第三,占总人数的 13.6%;46 岁及以上、35~40 岁、41~45 岁的人数相对较少,分别有 37 人、33 人和 20 人,分别占总人数的 9.7%、8.6% 和 5.2%。本科学历人数 185 人,占总人数的 48.3%;初中及以下学历和研究生及以上学历的人数相当,分别占总人数的 19.1% 和 20.9%;高中或中专学历和大专学历相对较少,分别占总人数的 6.5% 和 5.2%。办有城镇职工医疗保险的人数有 133 人,占比 34.7%;办有城乡居民基本医疗保险的人数有 169 人,占比 44.1%;不清楚参加何种保险的人数有 62 人,占比 16.2%;无医保的人有 19 人,占比 5%。来自农村的人有 191 人,占比 49.9%;来自主城区的人数有 153 人,占比 39.9%;城乡接合部的人数最少,有 39 人,占比 10.2%。

表 4-3　调查对象基本信息

项目	分类	人数	比例(%)
性别	男	99	25.8
	女	284	74.2
年龄	18~25 岁	175	45.7
	26~30 岁	52	13.6
	31~34 岁	66	17.2
	35~40 岁	33	8.6
	41~45 岁	20	5.2
	46 岁及以上	37	9.7
文化程度	初中及以下	73	19.1
	高中或中专	25	6.5
	大专	20	5.2
	本科	185	48.3
	研究生及以上	80	20.9
月收入	基本无收入	123	32.1

项目	分类	人数（人）	比例（%）
是否有医保	城镇职工医疗保险	133	34.7
	城乡居民基本医疗保险	169	44.1
	不清楚参加哪种医疗保险	62	16.2
	无医保	19	5.0
户口所在地	主城区	153	39.9
	城乡接合部	39	10.2
	农村	191	49.9

2）居民分娩情况分析

（1）居民分娩方式选择意愿的描述性分析，见表 4-4。

表 4-4　分娩方式选择意愿

分娩方式	人数（人）	比例（%）
剖宫产	28	7.3
无痛分娩	106	27.7
自然顺产	145	37.9
导乐分娩	51	13.3
不确定	32	8.3
无偏好，完全听医生的	21	5.5
合计	383	100.0

由表 4-4 可知，在不考虑身体条件及剖宫产指征等因素的情况下，分娩方式选择意愿为自然顺产的人最多，有 145 人，占总人数的 37.9%，选择的主要原因有认为顺产是传统自然的分娩方式、对孩子好、怕手术和产后易恢复等。其次是无痛分娩，有 106 人，占总人数的 27.7%，选择的主要原因是怕疼。选择导乐分娩的人有 51 人，占总人数的 13.3%，主要原因有无副作用、更安全和怕疼等。选择剖宫产的人最少，仅有 28 人，占总人数的 7.3%，选择原因主要是担心顺转剖，受两次罪和怕疼。这说明被调查者更愿意选择自然顺产等传统的阴道分娩方式，而较少愿意选择通过做手术（即剖宫产手术）的方式来进行分娩。

（2）医生建议分娩方式与实际分娩方式的描述性分析，见表 4-5、表 4-6。

表 4-5　最近一次分娩医生建议分娩方式

医生建议分娩方式	人数（人）	比例（%）
剖宫产	32	25.6
无痛分娩	5	4.0
自然顺产	75	60.0

医生建议分娩方式	人数（人）	比例（%）
导乐分娩	2	1.6
不确定	3	2.4
其他	8	6.4
合计	125	100.0

表 4-6　最近一次实际分娩方式

实际分娩方式	人数（人）	比例（%）
剖宫产	35	28.0
无痛分娩	27	21.6
自然顺产	58	46.4
导乐分娩	3	2.4
顺转剖	2	1.6
合计	125	100.0

由表 4-5 和表 4-6 对比可知,在最近的一次分娩中,医生建议剖宫产的占比 25.6%,与实际分娩方式是剖宫产的占比 28.0% 相比,相差不大。这说明医生建议孕妇剖宫产对孕妇实际选择剖宫产产生的影响很大。医生建议无痛分娩的占比 4.0%,而实际分娩时采用无痛分娩的人数占比达到 21.6%。医生建议自然顺产的占比 60.0%,而实际分娩时采用自然顺产分娩的人数仅仅占到了 46.4%。两者相比可以看出,实际自然顺产少了的很大一部分原因是孕妇最后选择了无痛分娩,这可能是由于孕妇在分娩前产生了焦虑、恐惧等不良情绪和怕疼。

（3）实际分娩方式中选择剖宫产原因的描述性分析,见表 4-7。

表 4-7　实际分娩选择剖宫产的主要原因

选择剖宫产的主要原因 [a]	个案数	百分比	个案百分比
更安全	3	5.0%	8.6%
怕疼	4	6.7%	11.4%
胎位不正	9	15.0%	25.7%
有过剖宫产经历	6	10.0%	17.1%
漏斗骨盆等功能障碍性分娩	2	3.3%	5.7%
有卵巢囊肿等,需要手术	2	3.3%	5.7%
胎心不好、羊水浑浊等	3	5.0%	8.6%
有其他剖宫产指征	10	16.7%	28.6%
可以选择孩子出生时间	1	1.7%	2.9%
担心顺转剖	5	8.3%	14.3%

选择剖宫产的主要原因 [a]	个案数	百分比	个案百分比
遵从医生建议	11	18.3%	31.4%
听其他孕妇或朋友建议	2	3.3%	5.7%
其他	2	3.3%	5.7%
合计	60	100.0%	171.4%

注:a 表示使用了值 1 对二分组进行制表。

　　由表 4-7 可知,在实际分娩的 125 人中,选择剖宫产的人数有 35 人,占比 28.6%。其中遵从医生建议而选择剖宫产的比例最多,占比 31.4%,这说明医生的建议对于孕妇最终选择剖宫产有很大的影响。听其他孕妇或朋友建议而选择剖宫产的占比 5.7%,这说明他人的建议对剖宫产的选择也会产生一定的影响。认为剖宫产更安全、怕疼、可以选择孩子出生时间和担心顺转剖的无剖宫产指征而选择剖宫产分娩的人数占比分别为 8.6%、11.4%、2.9% 和 14.3%。因有过剖宫产经历而选择再次剖宫产的人数占比 17.1%。建议医生权衡剖宫产及阴道分娩的近期和远期利弊,避免滥用剖宫产,尤其是初次剖宫产。应对剖宫产的利弊进行普及与宣传,形成正确的舆论导向,减少无医学指征的剖宫产。

　　3)患者分娩方式选择偏好分析

　　患者分娩偏好的混合 logit 分析结果见表 4-8。

表 4-8　样本居民分娩偏好的混合 logit 分析结果

属性及水平	β	SE	Wald	df	P	OR
是否需要打麻药 [b]	0.201	0.070	8.134	1	0.004	1.223
是否需要剖宫产手术 [b]	−0.710	0.156	20.803	1	0.000	0.491
是否会会阴撕裂或外阴侧切 [b]	0.662	0.092	51.875	1	0.000	1.938
产后恢复速度 [b]	−1.317	0.181	53.210	1	0.000	0.268
分娩过程中疼痛程度 [b]			57.918	3	0.000	
一般痛	−0.566	0.098	33.587	1	0.000	0.568
很痛	−1.160	0.161	52.187	1	0.000	0.313
非常痛	−1.158	0.158	53.997	1	0.000	0.314
费用 [b]			100.692	2	0.000	
10 000 元	0.491	0.054	82.687	1	0.000	1.634
15 000 元	−0.170	0.068	6.226	1	0.013	0.844

注:b 表示参考类别为第一个;SE 表示标准误差;df 表示自由度。

　　由表 4-8 可知,各属性至少有 1 个水平值在统计学上有显著影响($P<0.05$),这表明是否需要打麻药、是否需要剖宫产手术、是否会会阴撕裂或外阴侧切、产后恢复速度、分娩过程中疼痛程度以及费用六个属性对患者分娩方式偏好的影响都有统计学意义。其中,产后恢复速度($\beta_{慢}=-1.317$)、分娩过程中疼痛程度($\beta_{很痛}=-1.160$, $\beta_{非常痛}=-1.158$)对患者分娩方式偏

好的影响较大,表明患者在选择分娩方式时更注重产后恢复速度快以及分娩过程中疼痛程度小的分娩方式。

4)不同风险态度患者分娩方式偏好分析

本章根据文献 [8] 设置下述问题,以简单测量患者及其家属的风险态度,尝试对不同风险态度患者的分娩方式偏好进行分析。

假设现在您有两个选择:

A. 您有 33.3% 的概率得到 7.5 元,66.7% 的概率得到 2.5 元;

B. 您有 33.3% 的概率得到 10 元,66.7% 的概率得到 0.3 元。

您会作何选择?

○ A

○ B

○ 不确定

根据患者的选择简单判断患者的风险态度,选择"A"的为风险规避型,选择"B"的为风险寻求型,选择"不确定"选项的为风险中立型。对不同风险态度患者进行分娩方式偏好分析,回归分析结果如表 4-9 所示。

表 4-9　不同风险态度患者的混合 logit 分析结果

属性及水平	风险态度					
	风险规避型		风险寻求型		风险中立型	
	β	P	β	P	β	P
是否需要打麻药 b	0.213	0.012	0.208	0.171	0.095	0.682
是否需要剖宫产手术 b	−0.705	0.000	−0.932	0.006	−0.211	0.695
是否会会阴撕裂或外阴侧切 b	0.707	0.000	0.742	0.000	0.159	0.611
产后恢复速度 b	−1.403	0.000	−1.517	0.000	−0.207	0.741
分娩过程中疼痛程度 b		0.000		0.001		0.780
一般痛	−0.612	0.000	−0.657	0.002	−0.013	0.967
很痛	−1.233	0.000	−1.299	0.000	−0.255	0.650
非常痛	−1.207	0.000	−1.394	0.000	−0.269	0.599
费用 b		0.000		0.000		0.554
10 000 元	0.507	0.000	0.581	0.000	0.144	0.431
15 000 元	−0.217	0.009	−0.034	0.815	−0.147	0.494

注:b 表示参考类别为第一个。

由表 4-9 可知,对风险规避型及风险寻求型患者来说,是否需要剖宫产手术、是否会会阴撕裂或外阴侧切、分娩过程中疼痛程度以及产后恢复速度对患者分娩方式偏好的影响均有统计学意义。风险寻求型患者比风险规避型患者更注重产后恢复速度、分娩过程中疼痛程度以及是否需要剖宫产手术。而对于风险中立型患者,各属性对其分娩方式偏好的影响均无统计学意义。

5）不同性别患者及其家属分娩方式偏好分析

对不同性别的患者及其家属进行分析发现（见表 4-10），是否需要剖宫产手术、是否会会阴撕裂或外阴侧切、分娩过程中疼痛程度、产后恢复速度以及费用对患者分娩方式偏好的影响均有统计学意义。女性比男性更注重产后恢复速度、分娩过程中疼痛程度以及是否需要剖宫产手术、是否需要打麻药。

表 4-10　不同性别患者及其家属的混合 logit 分析结果

属性及水平	性别			
	男		女	
	β	P	β	P
是否需要打麻药[b]	0.158	0.248	0.216	0.008
是否需要剖宫产手术[b]	−0.681	0.026	−0.722	0.000
是否会会阴撕裂或外阴侧切[b]	0.567	0.002	0.697	0.000
产后恢复速度[b]	−1.193	0.001	−1.364	0.000
分娩过程中疼痛程度[b]		0.007		0.000
一般痛	−0.512	0.007	−0.585	0.000
很痛	−1.016	0.001	−1.212	0.000
非常痛	−1.052	0.001	−1.196	0.000
费用[b]		0.000		0.000
10 000 元	0.501	0.000	0.488	0.000
15 000 元	−0.045	0.730	−0.215	0.007

注:b 表示参考类别为第一个。

本章以患者及其家属选择分娩方式偏好为例进行了研究,通过离散选择实验方法调查发现,纳入研究的六个属性中是否打麻药、是否需要剖宫产手术、是否会会阴撕裂或外阴侧切、分娩过程中疼痛程度、费用等六个属性对患者及其家属选择分娩方式均具有显著影响,患者更注重产后恢复速度以及分娩过程中疼痛程度,而是否需要剖宫产手术反而排在了第三位,费用及是否需要打麻药排在了最后。对不同亚组患者及其家属的偏好进行分析,风险寻求型患者比风险规避型患者更注重产后恢复速度、分娩过程中疼痛程度以及是否需要剖宫产手术,而对于风险中立型患者,各属性对其分娩方式偏好的影响均无统计学意义。对不同性别患者及其家属的偏好进行分析发现,女性比男性更注重产后恢复速度、分娩过程中的疼痛程度以及是否需要剖宫产手术、是否需要打麻药。

另外,通过对患者及其家属的信息进行分析发现,患者及其家属分娩方式选择意愿还受性别、文化程度、婚姻状况、户口所在地、医生建议等因素影响,而实际分娩方式主要受患者及其家属对分娩方式了解程度、性别、年龄、是否有医保、婚姻状况、孩子数、医生建议、怀孕情况、是否有并发症、考虑并发症分娩方式意愿等因素的影响。

　　如果不考虑身体条件等因素,仅从心理方面来说,居民分娩方式选择意愿与医生所建议的分娩方式显著不同,居民选择剖宫产的比例仅为 7.3%,医生建议剖宫产的比例高达25.6%。而实际分娩方式中剖宫产的比例为 28.0%,实际分娩比例与医生建议剖宫产的比例接近,说明患者从安全角度出发,更偏向于听从医生建议。实际分娩方式中选择剖宫产的主要原因调查也验证了这一点,占比最高的即为遵从医生建议,达到 31.4%,其次为有剖宫产指征和胎位不正的,分别占比 28.6% 和 25.7%。在选择自然顺产方面,居民分娩方式选择意愿为 37.9%,医生建议自然顺产的比例为 60%,而实际分娩方式中选择自然顺产的占比46.4%,同时选择无痛分娩的比例达到 21.6%,这一方面表明产妇对分娩疼痛较为恐惧,另一方面也说明产妇越来越能接受新的分娩方式。

4.4　本章小结

　　随着医疗模式的转变和社会的进步,医疗卫生服务逐渐转向以病人为中心,针对患者偏好进行服务已经成为医疗行业发展的必然趋势。患者参与到诊疗过程中来,作为一项有利于达到医疗目标的措施,已经越来越受到医患双方的重视。国外学者已经利用离散选择实验对患者治疗方案选择偏好等做了广泛的研究,用于指导临床治疗决策制定。国内利用离散选择实验调研患者偏好的研究尚处于起步阶段,相关研究成果较少,主要是对于医疗工作人员工作意愿选择的调查,而在疾病治疗领域医患偏好的研究尚属于空白。

　　本章利用离散选择实验方法,给出了调查医患治疗方案选择偏好的模型,并以患者及其家属选择分娩方式偏好为例进行了模型的应用。采用条件 logit 模型对患者及其家属对分娩方式选择的偏好进行了统计分析,并比较了不同亚组患者及其家属的偏好差异。结果表明纳入研究的六个属性对患者及其家属选择分娩方式均具有显著影响,其中,患者最为关注的因素为产后恢复速度以及分娩过程中疼痛程度,而是否需要剖宫产手术反而排在了第三位。风险寻求型患者比风险规避型患者更注重产后恢复速度、分娩过程中疼痛程度以及是否需要剖宫产手术,女性比男性更注重产后恢复速度、分娩过程中的疼痛程度以及是否需要剖宫产手术、是否需要打麻药。

本章参考文献

[1]　ELWYN G, LAITNER S, COULTER A, et al. Implementing shared decision making in the NHS[J]. British medical journal, 2010, 341: c5146.

[2]　KON A A. Difficulties in judging patient preferences for shared decision-making[J]. J Med Ethics, 2012, 38(12): 719-720.

[3]　DEAL K. Segmenting patients and physicians using preferences from discrete choice experiments[J]. The patient-patient-centered outcomes research, 2014, 7(1): 5-21.

[4]　胡松,赵平,裴晓东. 价格促销对消费者品牌选择的影响研究 [J]. 中国管理科学,2007,15(2):134-140.

[5] WORDSWORTH S，SKATUN D，SCOTT A，et al. Preferences for general practice jobs：a survey of principals and sessional GPs[J]. British journal of general practice，2004，54（507）：740-746.

[6] 侯磊,李光辉,邹丽颖,等. 全国剖宫产率及剖宫产指征构成比调查的多中心研究 [J]. 中华妇产科杂志,2014,49(10):728-735.

[7] SCOTT A. Eliciting GPs' preferences for pecuniary and non-pecuniary job characteristics[J]. Journal of health economics，2001，20(3)：329-347.

[8] 刘彩,李莹,王晓方,等. 天津郊县居民风险态度对乙型肝炎疫苗接种行为的影响研究[J]. 中华疾病控制杂志,2019,23(1):45-49.

第5章 基于患者异质性的治疗方案实施临床路径构建

临床路径是针对某一疾病或病种事先制定的一套标准化治疗模式或治疗程序,与治疗方案存在对应关系。患者治疗方案决策需要明确治疗方案的疗效、风险、费用以及住院天数等关键属性值的考量,而具体疗效、风险及费用等取决于疾病治疗的临床路径。临床路径是制定患者最终治疗方案的前提与基础。然而随着医学技术的快速发展,同一疾病或病种的治疗方案愈发多样化,临床路径的制定速度已经很难跟上治疗手段的更新速度,这导致患者进入临床路径的门槛高、选择余地小且极易偏离乃至被迫退出,严重影响到患者临床治疗以及与之相辅相成的按病种付费制度的改革与推进。如何更加高效且科学地制定临床路径以满足当前医疗服务的需要,成为亟待解决的一个问题。

目前关于临床路径制定的方法主要分为两类。一类是以循证医学证据和临床实践指南为基础制定而成的[1],如切瓦利(Chevalley)等[2]组建专家团队收集患者医疗数据构建了骨质疏松症临床路径并提出了预防性护理策略;这类基于治疗方案的临床路径制定方法将病种下某一治疗方案以标准化的医疗服务活动序列展开,促进患者的快速康复,但该方法制定过程耗时长,人力、物力成本投入较高,且更新速度慢。另一类方法是将过程挖掘等业务流程分析方法应用于临床路径的制定[3],以正确规划医疗活动,消除不必要的治疗步骤,提高医疗服务效率和质量,如纳贾尔(Najjar)等[4]有效利用过程挖掘技术,提出一种基于两部聚类的可拓展性方法,实现从复杂的行政健康数据库中提取临床路径;这类基于活动流程的临床路径制定方法更加客观且具有自适应性,但针对某一病种仅输出单一普适性的临床路径。已有的临床路径制定方法虽然对路径的发展与推广产生了积极的作用,然而柔性不足,无法及时与多样化的治疗手段相匹配;同时在制定过程中缺乏产品全生命周期概念,没有考量后续路径实施时的医疗成本与医疗风险,忽视了医疗服务提供方对路径风险与成本的控制要求,以及患者在接受医疗服务过程中由于经济条件、风险偏好等因素所导致的异质性需求。

为弥补这一缺陷,本章以临床对医疗风险与医疗成本的控制需求为导向,从正常服务生命周期的逆向出发,识别和分析医疗服务失效成因,并将其映射至治疗方案配置上,从而制定和筛选出符合预期可靠性目标及成本目标的临床路径。而故障树分析方法(fault tree analysis, FTA)在解决医疗流程的失效事件建模和处理失效流程中各事件关系方面表现出了显著优势。故障树包括顶事件、基本事件以及连接它们的逻辑门。顶事件的发生概率(即失效概率)被视为可靠性的量度,其大小是由基本事件决定的。故本章节引入故障树方法来识别单病种治疗过程中的风险因素,以医疗服务流程为中介,将医疗服务失效(不良事件)模式故障树模型中的事件逆向追溯至治疗方案配置中的具体相关单元,之后沿着诊疗流程将各环节的诊疗项目集合成全周期的完整临床路径,并筛选出符合预期可靠性及成本目标的路径。最后,通过实例证明本章提出的单病种临床路径制定方法能够向患者和医疗机构提供多样化的选择以满足其对医疗服务可靠性与成本的需求,在满足患者对控制胫骨平台骨折治疗费用与术后切口感染风险的预期目标基础上,医生可以再结合患者病情、风险偏好、经济条件以及其他个体异质性因素来选择合适的临床路径以满足患者需求,对临床治疗方案决策具有重要参考价值。

5.1　临床路径构建模型

医疗服务失效(不良事件)分析与诊疗项目分析分别基于医疗服务的两个不同领域的模型:功能模型和物理模型。在现实的诊疗过程中,由于患者对于医疗服务缺乏足够的知识与信息,当医疗服务的功能没有达到患者期望时,其对医疗服务失效的判断基本停留在结果层面,即对不良事件出现的认定,而不会确认出具体诊疗环节中诊疗服务项目的问题。然而即便是针对同一病种的治疗,不同的治疗方案也会极大地影响医疗成本,并导致某一类不良事件的发生率产生变化。与此同时,完整的临床路径沿着诊疗流程对各个环节的具体诊疗服务项目进行集合,使用的是全周期的治疗方案物理模型。为了使所制定出的临床路径满足预期的可靠性与成本目标,就要将单病种临床路径下治疗方案配置与医疗风险、医疗成本进行集成,而这种集成是医疗服务结果模型到治疗方案物理模型的映射。

在相同的单病种的条件下,基本的医疗流程是相对固定的。医疗服务的失效模式可以追溯到医疗流程中的相应环节,而每一环节都对应一个诊疗服务主题,该主题下有至少一个具体的诊疗项目可以提供有效服务,每一个诊疗项目都是一组活动序列。对于单一简单的医疗服务,服务失效模型到治疗方案物理模型的映射相对容易。但当面临复杂的全周期的诊疗服务时,服务失效和不良结果的出现并不是与医疗流程各个环节中的诊疗项目一一对应的,有时候一个不良事件可能源于多个环节中诊疗项目的可靠性问题。因此,本节所解决的问题可以描述为开发一个黑箱中的转化机制,即治疗方案模型与服务失效(不良事件)模式故障树模型的集成方法。将不良事件故障树中的失效模式、失效成因以及它们之间的逻辑关系映射到治疗方案配置模型,并基于故障树中的失效信息生成合理的治疗方案配置选项及其对应的临床路径,主要分为四个步骤:建立医疗流程模型、逆向搜索、生成临床路径和计算不良事件发生率以及对应的治疗成本。

5.1.1　建立医疗流程模式

仅仅依靠治疗方案模型不足以进行可靠性分析和医疗风险及成本测算,因此需要引入医疗流程模型将故障树上事件匹配至相应流程环节中的诊疗项目。医疗流程模型可以描述在治疗过程中某一需要的治疗环节是如何分解为子环节的,如图 5-1 所示。

从医疗流程模型到治疗方案模型上的诊疗项目存在多种类型的映射关系:一对一($1:1$)、一对多($1:N$)、多对一($N:1$)、多对多($N:N$)。一对多和多对多的关系往往是不明确的,因为这两种关系没有确定一个流程环节中的哪一种治疗需求是由某个诊疗项目解决的。为了保证医疗流程模型中的每一个基本环节都只能对应治疗方案模型中的一个基本单元,相反治疗方案模型中的基本单元则可以对应不止一个医疗流程模型中的单元,因此医疗流程模型需要分解至底部环节,直至没有一个环节是需要一项以上诊疗服务主题完成的。

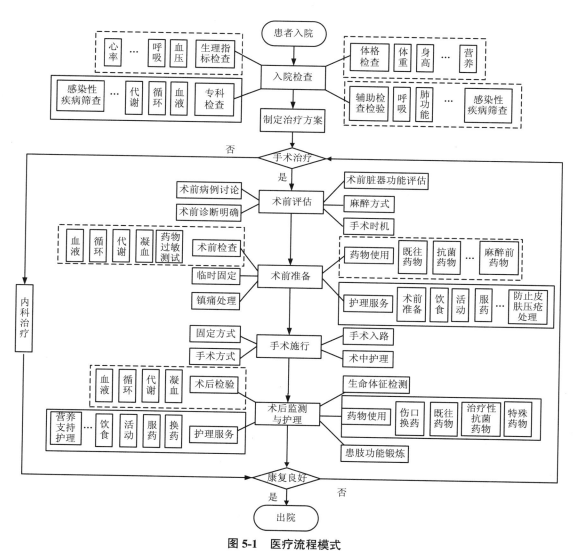

图 5-1　医疗流程模式

　　一个隐含的逻辑关系:假定所有失效原因都来源于医疗服务本身,故障树上的"与"逻辑关系反映到医疗流程模型上即为失效环节与诊疗项目一对多的映射关系,此时医疗流程模型上对应的环节就需要进一步分解为若干子环节。因此,一个建好的医疗流程模型需要同时满足来自医疗服务失效(不良事件)模式故障树和治疗方案模型的映射要求。

5.1.2　逆向搜索

　　借鉴 Liu [5] 在制造业领域基于产品配置过程所提出的逆向搜索机制,构建适用于医疗服务流程与环节的逆向搜索,即搜索医疗服务失效(不良事件)模式故障树模型中基本事件所对应的治疗方案物理模型节点。对于某固定病种,其医疗流程模型相对固定,引用矩阵 A 来关联医疗流程模型和治疗方案物理模型, A 在本节中是一个限制矩阵。在矩阵中, λ_{ij} 表示从基本环节 i 到诊疗服务主题 j 的映射, λ_{ij} 的取值为 0 或者 1。 λ_{ij} 取值为 1,代表基本环节 i 是由诊疗服务主题 j 来执行的; λ_{ij} 取值为 0,代表该基本环节和诊疗服务主题没有关联。

$$A = \begin{bmatrix} \lambda_{11} & \lambda_{11} & \cdots & \lambda_{1j} \\ & \lambda_{22} & \cdots & \lambda_{2j} \\ & & \ddots & \vdots \\ & & & \lambda_{ij} \end{bmatrix} \tag{5-1}$$

故障树顶事件的发生概率基于不可分割的最小割集进行计算。在本节的逆向搜索中,使用故障树最小割集中的某关键词对医疗流程模型的节点进行搜索,一旦某一个基本环节包含搜索的关键词,这一环节将被标注;当医疗流程模型中的所有节点都被搜索完成之后,在该最小割集中取一新的关键词进行搜索,直至该割集中所有相关的关键词都搜索完成,转入下一最小割集。上述过程可以用数学语言描述为:对于基于医疗流程模型的矩阵 $U = [u_1, u_2, \cdots, u_i]$,将逆向搜索中被标注的流程环节节点 u_i 的搜索参数 sp_i 设为 1,未标注的节环节点的搜索参数设为 0。根据前文限制矩阵 A 中所确定的流程 - 诊疗服务主题模型关联关系,可以找到所有与 $sp = 1$ 的环节相对应的诊疗服务主题,进而将最小割集映射至治疗方案模型上。

通常,一棵故障树中包含不止一个最小割集,所有的最小割集都需要通过逆向搜索映射到治疗方案模型上。每完成新最小割集的新一轮搜索,矩阵 U 中元素的 sp 值就会进行更新。当故障树中所有最小割集映射完成之后,治疗方案模型中面向此故障树所对应的失效诊疗服务主题都可以被找到。

5.1.3　生成临床路径

通过上一节中的逆向搜索,故障树中的事件可以匹配至医疗流程模型的诊疗服务主题。在这里引入两个矩阵(连接矩阵 R 和生成矩阵 Q),用以在每个诊疗服务主题中挑选一个具体的诊疗项目以最终集合成医疗服务全周期治疗方案,即临床路径。

在连接矩阵 R 中, γ_{ij} 代表诊疗项目 i 和项目 j 的连接关系, γ_{ij} 的取值为 0 或 1。矩阵 Q 同样是一个 0-1 矩阵,其中 $q_{ij} = 1$ 说明项目 i 和项目 j 在同一条路径当中真实连接到一起。简而言之,连接矩阵 R 描述了不同诊疗项目之间的连接能力,而生成矩阵 Q 则描述了在一条临床路径中真实的诊疗项目连接情况。

对于给定的病种诊疗服务和诊疗项目来说,矩阵 R 是一个固定矩阵并对矩阵 Q 起到限制性作用。与之相反,矩阵 Q 是可变矩阵,每一个新生成的矩阵 Q 都可以理解为一条新的临床路径(未必是可行路径)。理论上,在本节生成的新临床路径就是通过对 Q 随机二项赋值(0-1)得到的。Q 的另一项约束是在一条临床路径中,每一个诊疗服务主题只能选择相应的一项诊疗项目。为使生成的临床路径具有可行性,引入一个新的矩阵 S,该矩阵同矩阵 R 和 Q 的行列数一致,矩阵 S 中的元素 s_{ij} 可以表示为

$$s_{ij} = r_{ij} \times q_{ij} \tag{5-2}$$

矩阵 S 即为一条可行的临床路径。当矩阵中 $s_{ij} = 1$,则代表相关的两个诊疗项目 i 和 j 在一条临床路径中被组合在一起。

5.1.4 计算可靠性与成本

对于矩阵 S,如果其中的一些诊疗项目为逆向搜索中所标注,则可以计算其可靠性。对于某一种服务失效(不良事件)表现,最小割集 i 的发生概率可以根据式(5-3)进行计算:

$$P_i = \prod_{j \in P_i} p(x_j) \tag{5-3}$$

这里的 $p(x_j)$ 表示与该最小割集中相匹配的诊疗项目 j 的失效概率。最终可得到故障树顶事件发生概率 P,即该故障树下所有最小割集发生概率之和:

$$P = \sum P_i = \sum \prod_{j \in P_i} p(x_j) \tag{5-4}$$

因此在只考虑一类服务失效(不良事件)模式的条件下,可以通过逆向搜索找到包含此故障树所对应的失效医疗服务项目的所有临床路径,并推算出每一条路径出现该失效结果的概率,同时核算该路径下的医疗费用,最终筛选出符合预期可靠性及成本目标的路径,实现医疗风险、医疗成本与治疗方案配置的集成,满足医疗机构对路径风险与成本的硬性控制标准或是患者由于经济条件、风险偏好等因素所导致的异质性需求。故障树模型与治疗方案设计模型的集成,如图 5-2 所示。

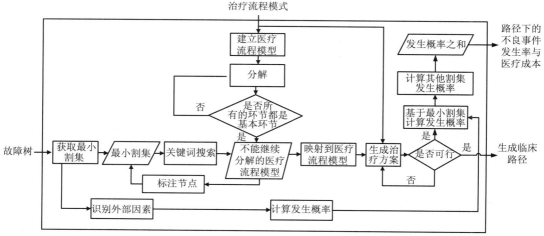

图 5-2 黑箱转化机制:故障树与配置模型的集合过程

5.2 案例应用

本节以病种——胫骨平台骨折及该病种下不良事件"术后切口感染"为实例,将某患者对该病种的治疗费用与术后切口感染风险的控制要求视为预期的成本目标与可靠性目标,通过 FTA 对胫骨平台骨折诊疗过程中的关键风险因素进行分析,并搜集相关数据,运用上述可靠性映射方法开发该病种可行的临床路径,计算各路径下术后切口感染的发生概率以及医疗费用,并最终筛选出满足预期目标的路径。

首先明确该名患者要求将单病种——胫骨平台骨折的治疗费用控制在 15 000 元以内,该病种下术后切口感染的发生率控制在 20% 以下。之后通过实地调研与专家咨询,构建单病种——胫骨平台骨折的基本医疗流程,并将每一个流程环节分解至仅对应一项诊疗服务主题,医疗流程模型如图 5-1 所示,部分治疗方案模型如表 5-1 所示,由于篇幅有限,本章没有将每个诊疗服务主题下的诊疗项目及其对应的活动序列进行展开,但这并不影响说明集成方法的工作流程。

表 5-1 部分治疗方案物理模型

诊疗服务主题	诊疗项目		诊疗服务主题	诊疗项目	
手术时机	OP-1	≤ 2 d	手术入路	OA-1	胫骨前外侧
	OP-2	3~4 d		OA-2	膝前正中
	OP-3	5~6 d		OA-3	膝内侧或前内侧
	OP-4	7~8 d		OA-4	联合入路
	OP-5	> 8 d		OA-5	小切口 / 闭合
临时固定	TF-1	石膏固定	固定方式	FT-1	微创经皮单钢板
	TF-2	牵引固定		FT-2	微创经皮双钢板
	TF-3	皮外支具固定		FT-3	微创经皮髓内钉
手术方式	OM-1	内固定		FT-4	切开复位钢板组
	OM-2	外固定		FT-5	外固定架

同时,确定该病种下的限制矩阵 A 以实现医疗流程模型和治疗方案物理模型的关联,并确认连接矩阵 R。图 5-3 为矩阵 R 的部分示意图。

接下来通过对胫骨平台骨折诊疗过程中的关键风险因素进行识别,确定该病种下不良事件"术后切口感染"故障树的底事件,后对术后切口感染风险逐层分析,共确定 9 个中间事件及 39 个底事件,建立术后切口感染故障树模型。术后切口感染底事件及符号如表 5-2 所示,术后切口感染故障树如图 5-4 所示。

		手术方式		固定方式					手术入路				
		OM-1	OM-2	FT-1	FT-2	FT-3	FT-4	FT-5	OA-1	OA-2	OA-3	OA-4	OA-5
手术方式	OM-1	1	0	1	1	1	1	0	1	1	1	1	0
	OM-2		1	0	0	0	0	1	0	0	0	0	1
固定方式	FT-1			1	0	0	0	0	1	0	0	1	0
	FT-2				1	0	0	0	0	1	1	1	0
	FT-3					1	0	0	0	1	1	0	0
	FT-4						1	0	1	0	0	0	0
	FT-5							1	0	0	0	0	1
手术入路	OA-1								1	0	0	0	0
	OA-2									1	0	0	0
	OA-3										1	0	0
	OA-4											1	0
	OA-5												1

图 5-3　矩阵 R 的部分示意图

表 5-2　术后切口感染底事件及符号

符号	事件	符号	事件	符号	事件
X_1	高龄	X_{14}	术前白蛋白 < 30 g/L	X_{27}	术中人工植入物刺激
X_2	年龄小	X_{15}	无术前讨论记录	X_{28}	经皮骨穿针大小选择不当
X_3	术前服用激素	X_{16}	术前未进行脏器功能评估	X_{29}	经皮骨穿针部位选择不当
X_4	术前营养不良	X_{17}	择期手术术前住院天数不适宜	X_{30}	缝针选择不当
X_5	术前放化疗	X_{18}	抗菌药物用药种类不正确	X_{31}	缝合不严密，留有死腔
X_6	肥胖	X_{19}	术中未按要求追加第 2 剂抗菌药物	X_{32}	引流管放置不恰当（数量、位置）
X_7	糖尿病	X_{20}	抗菌药物用药时限不合理	X_{33}	引流管不通畅
X_8	术前血糖高	X_{21}	手术室无菌环境控制不到位	X_{34}	糖尿病患者术后不遵嘱饮食
X_9	术后血糖高	X_{22}	手术器械灭菌效果不佳	X_{35}	切口引流管不通畅
X_{10}	围手术期血糖高未及时调整	X_{23}	切口消毒不彻底	X_{36}	换药不及时
X_{11}	术前癌肿	X_{24}	切口保护不严密	X_{37}	术后患者过早过度运动
X_{12}	术前感染	X_{25}	术中清洗引流不充分	X_{38}	针道护理不当
X_{13}	术前诊断不明确	X_{26}	坏死组织切除不彻底	X_{39}	针道松动

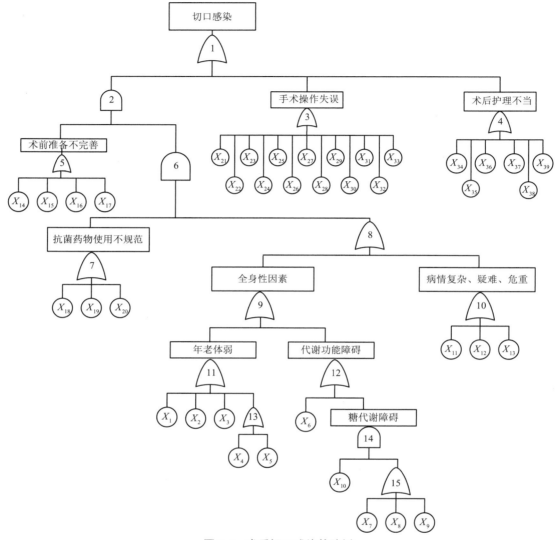

图 5-4　术后切口感染故障树

在获得故障树最小割集后,基于最小割集的关键词利用逆向搜索机制找到医疗流程模型上包含关键词的环节;通过限制矩阵 A 将这几个基本环节映射至治疗方案模型相应的诊疗服务主题;根据前文提出的方法开发临床路径,并计算每种可行路径下发生不良事件"术后切口感染"的概率和治疗费用,最终获得 11 条满足预期目标的可行临床路径,在此不一一展开。实证结果显示, 11 条可行临床路径下术后切口感染的平均发生概率为 15.39%,平均治疗费用为 13 353.9 元。其中于入院后 5 至 6 d 内采用前后联合入路双钢板固定治疗临床路径的术后切口感染率最低,为 10.87%,医疗费用为 14 578 元;而于入院后 5 d 内行小切口或闭合复位外固定架固定临床路径所花费的医疗费用最低,为 10 932 元,但术后切口感染率为 18.36%。在满足患者对控制胫骨平台骨折治疗费用与术后切口感染风险的预期目标基础上,医师可以再结合患者病情、风险态度、经济条件以及其他异质性因素来选择合适的临床路径以满足患者需求。

5.3　本章小结

　　临床路径与治疗方案存在对应关系,治疗方案的决策离不开临床路径的制定。同时,临床路径的制定对改善医疗服务质量、降低医疗风险、控制医疗成本具有重要意义。本章针对现有临床路径制定方法无法及时与多样化的治疗手段相匹配且忽略了市场对医疗风险与医疗成本的控制需求等问题,提出了基于故障树映射的单病种临床路径制定方法。以临床对医疗风险与医疗成本的控制需求为导向,从正常服务生命周期的逆向出发,构建某病种完整的医疗服务流程模型以及该病种下某不良事件的故障树,并通过可靠性映射模型构建可行性临床路径,同时基于该故障树中的失效信息计算该不良事件的发生率,核算医疗费用,最终筛选出满足预期目标的路径。实例分析证明本章提出的临床路径制定方法能够向患者和医疗机构提供多样化的路径选择以满足其对医疗服务可靠性与成本的需求,对实现治疗方案决策、医疗风险、医疗成本的有机结合具有重要参考意义。虽然在本章实例中,仅对病种下的一种不良事件的发生风险进行了分析和计算,但理论上当数据量足够时,该病种下所有不良事件风险均可通过文中提出的方法进行测算与评估,从而为患者和医生提供更充分的量化参考。

本章参考文献

[1]　陈建忠,梁顺华,郑倩玲,等. 职业性慢性轻度铅中毒临床路径构建 [J]. 中国职业医学, 2016,43(6):677-682.

[2]　CHEVALLEY T, HOFFMEYER P, BONJOUR J P, et al. An osteoporosis clinical pathway for the medical management of patients with low-trauma fracture[J]. Osteoporosis international, 2002, 13(6):450-455.

[3]　ROJAS E, MUNOZ-GAMA J, SEPÚLVEDA M, et al. Process mining in healthcare: a literature review[J]. Journal of biomedical informatics, 2016, 61:224-236.

[4]　NAJJAR A, REINHARZ D, GIROUARD C, et al. A two-step approach for mining patient treatment pathways in administrative healthcare databases[J]. Artificial intelligence in medicine, 2018,87:34-48.

[5]　LIU Y L, LIU Z X. An integration method for reliability analyses and product configuration[J]. International journal of advanced manufacturing technology, 2010, 50(5-8): 831-841.

第6章 基于医患偏好差异的治疗方案评估方法

患者安全问题是目前国内外医疗服务行业关注的重要问题。医疗服务的主要任务就是要保障患者的生命健康、提高患者的生活质量。患者作为医疗服务的主体参与患者安全,是世界卫生组织安全项目所倡导的保障患者生命健康、提高患者生活质量的一个重要策略。我国于 2008 年颁布了患者安全十大目标,其目标之一即是鼓励患者参与医疗安全。科琳娜等 [1] 研究认为患者不应该仅是作为医疗服务的消费者,而且应该积极参与疾病治疗过程中,并对疾病治疗过程进行监督。患者参与临床决策是患者参与医疗安全的重要内容之一,有利于提高疾病诊疗效果及医疗服务水平,能够有效提高疾病治疗的效果,是维护患者生命健康的重要保障。

随着经济的发展和社会的进步,医疗模式逐渐转向以患者为中心的服务模式。在医疗服务的过程中患者的地位逐步提升,患者参与医疗决策的制定成为必然趋势,医患共同决策模式成为临床决策所倡导的理想模式 [2]。然而在疾病治疗过程中,患者与医务人员等对疾病治疗过程中的成本、疗效、不良反应等的偏好会有明显的不同。当二者存在偏好差异时,一方面,由于患者及其家属缺乏专业的医疗知识,一味地遵照患者的偏好,可能延误疾病的治疗,也可能造成第三方支付者的利益损失;另一方面,医务人员可能为了提高治疗效果及"防御性治疗"而开"大处方",较少考虑治疗成本、不良反应等问题,降低了患者的满意度,浪费有限的医疗资源。在医患共同参与医疗决策制定过程中,如何在患者与医务人员等存在偏好差异时,选择最佳的治疗方案,成为医疗决策面临的重要问题。基于以上考虑,本章在采用 DCE 对各参与方偏好调查的基础上,分别引入逼近理想解法和质量损失函数对治疗方案进行评价。该部分的研究从不同的评价理念对备选治疗方案进行评价排序,并通过算例验证了每种方法的可行性和合理性。上述两种方法各有特点,可以通过更广泛的收集相关人员的偏好,得到恰当的决策方案,并且具有操作简单、稳定性好等特点,能够为医患共同参与临床治疗方案选择提供有效的理论依据。

6.1 问题描述

同一种疾病一般有多种治疗方案可供选择,各种治疗方案组成备选治疗方案集合 S,$S = \{S_1, S_2, \cdots, S_n\}$。治疗方案的评价属性集用 $X = \{X_1, X_2, \cdots, X_m\}$ 来表示。假设各治疗方案的有效性、不良反应发生率等是确定的。临床决策的制定受多方面因素的影响,决策系统较复杂。患者、医生及其他人员的偏好影响治疗方案的选择,卫生资源、临床环境、医生和患者等的医疗知识水平、医患信息沟通等因素也约束了治疗方案的选择。由于卫生资源、临床环境等因素地区差异较大,本章假设各治疗方案均可实施,不考虑卫生资源等条件的约束。

患者、医生等组成决策群体,用 $D = \{D_1, D_2, \cdots, D_K\}$ 来表示。各决策者在临床决策中的地位不同,用 w_k 表示各决策者在临床决策中的权重,满足 $0 \leqslant w_k \leqslant 1, \sum\limits_{k=1}^{K} w_k = 1, k = 1, 2, \cdots, K$。决策者 k 对治疗方案各评价属性 j 的相对偏好,以 β_{kj} 来表示,其中 $0 \leqslant \beta_{kj} \leqslant 1, \sum\limits_{j=1}^{m} \beta_{kj} = 1, j = 1, 2, \cdots, m$。

本章要讨论的问题就是考虑医患偏好差异对各治疗方案评价排序,选择最佳治疗方案的方法,见图 6-1。

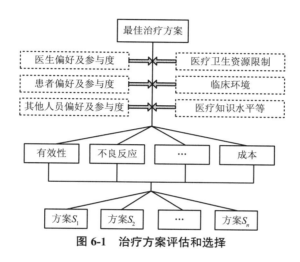

图 6-1　治疗方案评估和选择

6.2　基于 DCE 与 TOPSIS 的治疗方案评估

逼近理想解法(technique for order preference by similarity to ideal solution,TOPSIS)是由尹(Yoon)等为解决备选方案评估排序问题首次提出来的 [3],是解决多属性决策中离散型决策变量、有限备选方案评估问题的重要算法。

在备选方案的多属性评估问题中,评估指标一般包含效益型属性和成本型属性,方案的效益型属性值越大越好,成本型属性值越小越好,因此,就会存在一个正理想解和一个负理想解。在实际问题中,正负理想解的治疗方案一般不会存在,但最佳方案应该是离正理想解越近越好,离负理想解越远越好,因此,通过计算备选方案距离正负理想解的距离,获得各备选方案与理想方案的贴近度,依据贴近度对各备选方案进行排序,评价备选方案的优劣,图 6-2 以两个评估属性为例给出了 TOPSIS 方法的原理。

在图中,$S_1, S_2, \cdots, S_6$ 为备选方案,S^+,S^- 分别为正负理想解,X_1,X_2 为评估指标,方案 S_1 到 S^+,S^- 的距离分别为 d_1^+,d_1^-,方案 S_5 到 S^+,S^- 的距离分别为 d_5^+,d_5^-,从图中可以看出,$d_1^+ < d_5^+$,$d_1^- > d_5^-$,即与方案 S_5 相比,方案 S_1 离正理想解距离更近,离负理想解的距离更远,因此,$S_1 \succ S_5$。

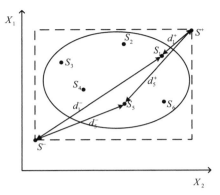

图 6-2　TOPSIS 方法的基本原理

　　TOPSIS 方法能充分利用有关信息对备选方案进行排序,思路清晰,算法简洁,决策依据直观合理,广泛应用于多属性决策问题的求解,但目前较少有学者将其运用于偏好差异下医患共同参与临床决策的研究。离散选择法与 TOPSIS 方法相结合,将成为一种有效的临床决策制定方法。因此,本节基于 DCE 法测量医患不同偏好的基础上(具体过程参见第 4 章基于离散选择实验的医患偏好调查研究),利用逼近理想解法,研究医患不同偏好及患者不同参与度下治疗方案的决策方法,并比较了医生决策、患者决策、医生 - 患者决策、医患共同参与决策等决策方式下各治疗方案的评价排序,图 6-3 给出了该方法的具体评估流程。

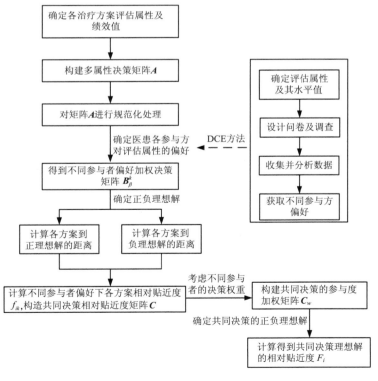

图 6-3　基于 TOPSIS 的治疗方案评估流程

6.2.1　治疗方案评估过程

由各治疗方案的属性值 x_{ij} 可以得到多属性决策矩阵：

$$A = \begin{array}{c} \\ S_1 \\ S_2 \\ \vdots \\ S_n \end{array} \begin{array}{cccc} X_1 & X_2 & \cdots & X_m \end{array} \\ \left[\begin{array}{cccc} x_{11} & x_{12} & \cdots & x_{1m} \\ x_{21} & x_{22} & \cdots & x_{2m} \\ \vdots & \vdots & & \vdots \\ x_{n1} & x_{n2} & \cdots & x_{nm} \end{array} \right] \tag{6-1}$$

由于各治疗方案的属性值可能具有不同的度量单位及取值范围，因此利用式（6-2）对其进行规范化，得到相应规范值。

$$v_{ij} = \frac{x_{ij}}{\sqrt{\sum_{i=1}^{n} x_{ij}^2}}, \quad i = 1, 2, \cdots, n; j = 1, 2, \cdots, m \tag{6-2}$$

将医生、患者等决策个体对治疗过程各属性的偏好系数 β_{kj} 与规范化值加权，可以得到各治疗方案的偏好加权决策矩阵：

$$B_{\beta}^k = \left[\begin{array}{cccc} \beta_{k1}v_{11} & \beta_{k2}v_{12} & \cdots & \beta_{km}v_{1m} \\ \beta_{k1}v_{21} & \beta_{k2}v_{22} & \cdots & \beta_{km}v_{2m} \\ \vdots & \vdots & & \vdots \\ \beta_{k1}v_{n1} & \beta_{k2}v_{n2} & \cdots & \beta_{km}v_{nm} \end{array} \right] \tag{6-3}$$

治疗方案选择的目标是所有效益型属性值越大越好，所有成本型属性值越小越好。在临床决策中，有效性指标越大，不良反应、风险、成本等指标越小，决策者越满意。因此，可以确定各决策者 k 的正理想解 T_k^+ 和负理想解 T_k^- 分别为

$$\begin{aligned} T_k^+ &= \left(z_1^{k+}, z_2^{k+}, \cdots, z_j^{k+}, \cdots z_m^{k+} \right)^T \\ z_j^{k+} &= \max_i \beta_{kj}v_{ij}, \text{if } j \in P; z_j^{k+} = \min_i \beta_{kj}v_{ij}, \text{if } j \in Q \\ T_k^- &= \left(z_1^{k-}, z_2^{k-}, \cdots, z_j^{k-}, \cdots, z_m^{k-} \right)^T \\ z_j^{k-} &= \min_i \beta_{kj}v_{ij}, \text{if } j \in P; z_j^{k-} = \max_i \beta_{kj}v_{ij}, \text{if } j \in Q \end{aligned} \tag{6-4}$$

其中，P 为效益型属性；Q 为成本型属性。

备选治疗方案的各属性值越接近决策者 k 的正理想解，治疗方案越优；越接近负理想解，治疗方案越差。治疗方案 i 与理想解的接近程度用相对贴近度 f_{ik} 来评价，取值越大则治疗方案 i 越优。相对贴近度 f_{ik} 可由下式求得：

$$d_{ik}^+ = \sqrt{\sum_{j=1}^{m} (\beta_{kj}v_{ij} - z_j^{k+})^2} \tag{6-5}$$

$$d_{ik}^- = \sqrt{\sum_{j=1}^{m} (\beta_{kj}v_{ij} - z_j^{k-})^2} \tag{6-6}$$

$$f_{ik} = \frac{d_{ik}^-}{d_{ik}^- + d_{ik}^+} \tag{6-7}$$

由各相对贴近度 f_{ik} 可以构造共同决策相对贴近度矩阵:

$$C = \begin{array}{c} \\ S_1 \\ S_2 \\ \vdots \\ S_n \end{array} \begin{array}{cccc} D_1 & D_2 & \cdots & D_K \\ \left[\begin{array}{cccc} f_{11} & f_{12} & \cdots & f_{1K} \\ f_{21} & f_{22} & \cdots & f_{nK} \\ \vdots & \vdots & & \vdots \\ f_{n1} & f_{n2} & \cdots & f_{nK} \end{array} \right] \end{array} \tag{6-8}$$

由于临床决策中采用的决策方式不同,各决策者的决策地位不同。考虑各决策者的地位及权威性,对矩阵 C 进行加权处理,得到各决策者共同决策的参与度加权矩阵:

$$C_w = \begin{array}{c} \\ S_1 \\ S_2 \\ \vdots \\ S_n \end{array} \begin{array}{cccc} D_1 & D_2 & \cdots & D_K \\ \left[\begin{array}{cccc} w_1 f_{11} & w_2 f_{12} & \cdots & w_K f_{1K} \\ w_1 f_{21} & w_2 f_{22} & \cdots & w_K f_{nK} \\ \vdots & \vdots & & \vdots \\ w_1 f_{n1} & w_2 f_{n2} & \cdots & w_K f_{nK} \end{array} \right] \end{array} \tag{6-9}$$

由参与度加权矩阵可以确定医患共同决策的正理想解和负理想解:

$$Y^+ = \left(Y_1^+, Y_2^+, \cdots, Y_k^+, \cdots, Y_K^+ \right)^{\mathrm{T}}, Y_k^+ = \max_i w_k f_{ik} \tag{6-10}$$

$$Y^- = \left(Y_1^-, Y_2^-, \cdots, Y_k^-, \cdots, Y_K^- \right)^{\mathrm{T}}, Y_k^- = \min_i w_k f_{ik} \tag{6-11}$$

对于所有的决策者而言,计算各治疗方案 S_i 与共同决策理想解的相对贴近度 F_i。

$$d_i^+ = \sqrt{\sum_{k=1}^{K} (w_k f_{ik} - Y_k^+)^2} \tag{6-12}$$

$$d_i^- = \sqrt{\sum_{k=1}^{K} (w_k f_{ik} - Y_k^-)^2} \tag{6-13}$$

$$F_i = \frac{d_i^-}{d_i^- + d_i^+} \tag{6-14}$$

最后,根据 F_i 对备选方案进行排序,F_i 值最大的备选方案即为最佳方案。

6.2.2　应用案例

本节引用文献针对患者组与医疗工作组对转移性肾细胞癌的靶向治疗的偏好因素的调查数据[4],然后运用 TOPSIS 方法,计算不同决策方式下,决策群体对各治疗方案的评价。

转移性肾细胞癌的靶向治疗的药物有很多种,如舒尼替尼(Sunitinib)和贝伐单抗(Bevacizumab)。假设药物 S_1、S_2、S_3、S_4、S_5 是治疗转移性肾细胞癌的五种药物(见表6-1)。各种药物在治疗过程中的疗效、不良反应等均不相同,如何权衡备选药物的利弊,对药物进行评价排序呢?

表 6-1　五种治疗药物的属性值

方案	无进展生存期 X_1（月）	骨髓抑制 X_2（%）	手足反应 X_3（%）	胃肠道穿孔 X_4（%）	出血 X_5（%）	给药途径 X_6（0=口服、1=注射）
药物 S_1	10	9	8	2	4	0
药物 S_2	13	0	0	1	0	1
药物 S_3	17	9	0	1	2	1
药物 S_4	11	12	10	2	2	0
药物 S_5	13	18	10	2	4	0

决策群体由患者组、医生组、肿瘤专业护士组、普通护士组、药师组等五组人员构成。帕克（Park）等 [4] 利用 DCE 的方法得到各组别对转移性肾细胞癌的靶向治疗药物的六个属性的偏好系数，之后将偏好系数转化为相对偏好系数。试验数据如表 6-2 所示。

表 6-2　转移性肾细胞癌治疗的评价属性及各决策者的相对偏好系数

属性	患者偏好	医生偏好	专业护士偏好	普通护士偏好	药师偏好
无进展生存期 X_1（月）	0.07	0.31	0.12	0.12	0.22
骨髓抑制 X_2（%）	0.31	0.18	0.29	0.36	0.32
手足反应 X_3（%）	0.23	0.09	0.23	0.12	0.15
胃肠道穿孔 X_4（%）	0.13	0.05	0.12	0.04	0.06
出血 X_5（%）	0.13	0.14	0.10	0.14	0.11
给药途径 X_6（0= 口服、1=注射）	0.13	0.23	0.14	0.22	0.14

由五种治疗药物的属性值可以得到决策矩阵 A，利用式（6-2）对其进行规范化，然后，将表 6-2 中患者、医生等决策人员对治疗过程的偏好系数引入规范化决策矩阵，得到偏好加权矩阵 B_β^k，其中

$$B_\beta^1 = \begin{bmatrix} 0.024\,0 & 0.111\,2 & 0.113\,2 & 0.069\,5 & 0.082\,2 & 0 \\ 0.031\,2 & 0 & 0 & 0.034\,7 & 0 & 0.091\,9 \\ 0.040\,9 & 0.111\,2 & 0 & 0.034\,7 & 0.041\,1 & 0.091\,9 \\ 0.026\,4 & 0.148\,2 & 0.141\,6 & 0.069\,5 & 0.041\,1 & 0 \\ 0.031\,2 & 0.222\,3 & 0.141\,6 & 0.069\,5 & 0.082\,2 & 0 \end{bmatrix}$$

由于属性 X_1 为效益型属性值，其余属性为成本型属性值，因此由式（6-4）可得各决策者对治疗方案的正理想解 T_k^+ 和负理想解 T_k^-，其中

$$T_1^+ = (0.040\,9, 0, 0, 0.034\,7, 0, 0)^T$$

$$T_1^- = (0.024\,0, 0.222\,3, 0.141\,6, 0.069\,5, 0.082\,2, 0.091\,9)^T$$

由式（6-5）和式（6-7）可求得各决策者的相对贴近度 f_{ik}，从而可以构造群体贴近度

矩阵：

$$C = \begin{bmatrix} 0.432\ 0 & 0.552\ 1 & 0.444\ 5 & 0.543\ 7 & 0.483\ 9 \\ 0.750\ 7 & 0.502\ 2 & 0.722\ 8 & 0.644\ 2 & 0.714\ 0 \\ 0.557\ 0 & 0.403\ 7 & 0.555\ 3 & 0.433\ 2 & 0.508\ 9 \\ 0.370\ 6 & 0.574\ 3 & 0.379\ 1 & 0.485\ 3 & 0.408\ 6 \\ 0.248\ 8 & 0.490\ 8 & 0.275\ 8 & 0.355\ 1 & 0.281\ 5 \end{bmatrix}$$

不同决策方式下，各决策者占有不同的决策地位。本节考虑医生决策型、患者决策型、医患共同参与型等方式，决策权重见表 6-3；下面，以医患共同参与型 $w = \{0.3, 0.4, 0.1, 0.1, 0.1\}$ 为例进行计算，由式（6-9）可得到参与度加权矩阵

$$C_w = \begin{bmatrix} 0.129\ 6 & 0.220\ 8 & 0.044\ 4 & 0.054\ 4 & 0.048\ 4 \\ 0.225\ 2 & 0.200\ 9 & 0.072\ 3 & 0.064\ 4 & 0.071\ 4 \\ 0.167\ 1 & 0.161\ 5 & 0.055\ 5 & 0.043\ 3 & 0.050\ 9 \\ 0.111\ 2 & 0.229\ 7 & 0.037\ 9 & 0.048\ 5 & 0.040\ 9 \\ 0.074\ 6 & 0.196\ 3 & 0.027\ 6 & 0.035\ 5 & 0.028\ 1 \end{bmatrix}$$

从而由式（6-10）和式（6-11）得到医患共同决策的正理想解和负理想解分别为

$$Y^+ = (0.225\ 2, 0.229\ 7, 0.072\ 3, 0.064\ 4, 0.071\ 4)^{\mathrm{T}}$$

$$Y^- = (0.074\ 6, 0.161\ 5, 0.027\ 6, 0.035\ 5, 0.028\ 1)^{\mathrm{T}}$$

由式（6-12）~式（6-14）求得各方案关于共同决策理想解的贴近度：

$$F_1 = 0.458\ 1, F_2 = 0.855\ 1, F_3 = 0.509\ 6, F_4 = 0.392\ 8, F_5 = 0.171\ 2$$

故备选药物排序为 $S_2 \succ S_3 \succ S_1 \succ S_4 \succ S_5$，其中，药物 S_2 为最佳治疗方案。

同理，可得到其他决策方式下的贴近度，见表 6-3。

表 6-3　不同决策方式下备选方案排序结果

决策者的参与度					治疗药物与理想解的贴近度				
患者	医生	专护	普护	药师	药物 S_1	药物 S_2	药物 S_3	药物 S_4	药物 S_5
0	1	0	0	0	0.552 1	0.502 2	0.403 7	0.574 3	0.490 8
0.2	0.2	0.2	0.2	0.2	0.266 3	0.922 3	0.530 2	0.324 2	0.092 6
0.3	0.4	0.1	0.1	0.1	0.458 1	0.855 1	0.509 6	0.392 8	0.171 2
0.5	0.5	0	0	0	0.424 7	0.876 5	0.544 3	0.355 5	0.146 3
1	0	0	0	0	0.432 0	0.750 7	0.557 0	0.370 6	0.248 8

结果显示，各决策方式下备选治疗方案的排序不同，医生决策下药物 S_1 为最佳治疗方案，但其他方式下药物 S_2 为最佳治疗方案，这是因为医生更偏重于药物疗效；另外，不同的决策方式下，其他方案的排序也均有差异。因此，需要结合临床需要及各参与方对治疗方案选择的权威性，对各参与方的决策地位进行协商，然后对各方案进行评价排序，从而选择最佳的治疗方案。

6.3　基于 DCE 与质量损失函数的治疗方案评估

　　质量损失函数最早是由日本学者田口玄一提出来的,该方法是将产品的质量和产品的成本通过损失函数联系起来,利用质量损失来表示产品质量的优劣,从而可以通过计算质量损失的方式比较不同类别产品的质量,这种方法已经广泛应用于各个领域 [5-6]。质量损失函数方法通过质量损失的形式来衡量产品质量,一般情况下产品质量指标值越接近产品目标值,则产品质量损失越小,产品质量越好;反之,则产品质量越差。

　　临床治疗方案的评估和选择是为临床工作提供参考的重要研究方向。但每个治疗方案都很难成为理想的治疗方案,一般疗效好的治疗方案,副作用大;而副作用小的治疗方案,疗效可能也低;对于疗效好、副作用也小的治疗方案,可能价格高,治疗成本增加。本节利用质量损失函数的思想,探索疾病治疗疗效与疾病治疗不良反应、成本等的最佳权衡,使治疗疗效损失和治疗不良反应、成本等的总损失最小,来评估和选择治疗方案。患者和医务人员均希望通过医患共同参与模式来选择最佳的治疗方案,本节基于质量损失函数提出了考虑医务人员和患者偏好差异对治疗方案进行评估和选择的方法,图 6-4 对该方法进行了描述。

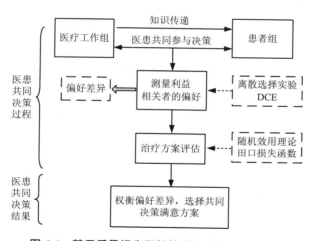

图 6-4　基于质量损失函数的治疗方案评估流程

6.3.1　治疗方案评估过程

　　在医疗卫生决策中,如何测量医务人员及患者的偏好是关键和难点问题。DCE 是一个测量各利益相关者偏好的有效方法,具体过程参见第四章基于离散选择实验的医患偏好调查。该方法可以用来调查不同组别的相关利益者对评价准则的偏好系数(见表 6-4)。

表 6-4　不同组别评估者及其偏好系数

评价准则	评估者 1	评估者 2	...	评估者 k
x_1	β_{11}	β_{21}	...	β_{k1}
x_2	β_{12}	β_{22}	...	β_{k2}
$\vdots$	$\vdots$	$\vdots$	$\vdots$	$\vdots$
x_m	β_{1m}	β_{2m}	...	β_{km}

随机效用理论是 DCE 方法的理论基石,不同群组人员对各治疗方案的效用函数可以表示为

$$u_{ki} = \beta_{k1}x_{i1} + \beta_{k2}x_{i2} + \cdots + \beta_{kj}x_{ij} + \cdots + \beta_{km}x_{im} \tag{6-15}$$

其中, u_{ki} 是第 k 组人员选择第 i 种治疗方案可获得的效用值; β_{km} 为第 k 组人员对治疗方案第 j 个属性的偏好系数。

第 k 组决策者选择第 i 种治疗方案的概率函数 p_{ki} 可以表示为

$$p_{ki} = \frac{\exp(\mu_{ki})}{\sum\limits_{i=1}^{n} \exp(\mu_{ki})} \tag{6-16}$$

为了简化该方法,概率函数可以写为

$$p_{ki} = \frac{\exp(\beta_{k1}x_{i1} + \beta_{k2}x_{i2} + \cdots + \beta_{km}x_{im})}{1 + \exp(\beta_{k1}x_{i1} + \beta_{k2}x_{i2} + \cdots + \beta_{km}x_{im})} \tag{6-17}$$

该方程的取值可以看作是第 k 组人员对治疗方案 i 的满意程度。评估者选择治疗方案 i 的满意程度损失值可以用损失函数式(6-18)来表示。损失函数的目的是最大限度地减小目标值的变异,权衡不同的偏好获得最大范围满意的最佳治疗方案。

$$L(p_i) = \sum_{k=1}^{K} w_k (p_{ki} - p_{ki}{}^{T})^2 \tag{6-18}$$

其中, $L(p_i)$ 表示评估者选择治疗方案 i 的损失值; $p_{ki}{}^{T}$ 为目标值,其值的选取由治疗方案分析及评估者的偏好决定; w_k 表示不同的评估者在治疗方案评估过程中所处的决策地位。

计算满意度损失的目的是使需求目标的总偏差最小,其损失最小值所对应的方案即为最优方案,该方法可以权衡评估者的偏好差异从而选择共同满意的医疗决策方案。

$$L = \min\{L_1, L_2, \cdots, L_n\} \tag{6-19}$$

6.3.2　案例应用

本节引用文献中调查的医疗工作人员及患者对转移性肾细胞癌的靶向治疗的偏好数据为例进行说明。本研究的主要问题是在医生、患者及其他利益相关者偏好不同时,如何选择最佳治疗方案。下面我们将对该问题进行介绍,详细描述参见 Park 等 [4] 的文献。

Park 等运用 DCE 方法对患者及医务人员对转移性肾细胞癌的靶向治疗过程的偏好进行了调查,研究表明患者及医疗工作组具有显著性差异的偏好。然而,有多种药物可以治疗

转移性肾细胞癌。各种药物在治疗过程中的疗效、不良反应等均不相同,如何权衡备选药物的利弊,对药物进行评价排序? 本节采用前面提出的方法以文献 [4] 中的药物 A 及药物 B 为例进行治疗药物评估和选择,见表 6-5。

研究主要从无进展生存期、骨髓抑制、手足反应、胃肠道穿孔、出血及给药途径等六个方面来评估转移性肾细胞癌的药物治疗方案。Park 等[4] 在文献及专家分析的基础上,对各属性设定不同的水平值(见表 6-5),并利用 DCE 法得到患者、患者家属、医生、护士及药师对药物治疗方案各属性的偏好系数(见表 6-6)。

表 6-5　靶向治疗药物方案的水平值及目标水平值

属性	水平值			药物 A	药物 B	目标水平值
无进展生存期 X_1	10	11	13	10	13	13
骨髓抑制 X_2	1	9	18	0	9	0
手足反应 X_3	0	5	10	10	5	0
胃肠道穿孔 X_4	0	1	2	2	1	0
出血 X_5	0	2	4	2	2	0
给药途径(0= 口服,1= 注射) X_6	0	1		0	1	0

表 6-6　不同组别评估者的偏好系数

属性	患者 (Class 1)	患者家属 (Class 2)	医生 (Class 3)	护士 (Class 4)	药师 (Class 5)
无进展生存期 X_1	0.125 9	0.092 7	0.597 2	0.209 3	0.433 3
骨髓抑制 X_2	−0.087 1	−0.086 1	−0.062 1	−0.108 5	−0.111 3
手足反应 X_3	−0.115 0	−0.105 6	−0.050 8	−0.063 2	−0.091 1
胃肠道穿孔 X_4	−0.299 0	−0.361 0	−0.157 1	−0.147 2	−0.166 5
出血 X_5	−0.164 4	−0.132 4	−0.201 3	−0.186 4	−0.167 5
给药途径 X_6	−0.666 6	−0.454 0	−1.295 2	−1.214 2	−0.847 2

将表 6-6 中各组别评估者对药物治疗方案各属性的偏好系数 β_{kj},代入式(6-15)可得到各组别评估者的效用函数为

$$u_{1j} = 0.125\ 9x_{j1} - 0.087\ 1x_{j2} - 0.115\ 0x_{j3} - 0.299\ 0x_{j4} - 0.164\ 4x_{j5} - 0.666\ 6x_{j6}$$

$$u_{2j} = 0.092\ 7x_{j1} - 0.086\ 1x_{j2} - 0.105\ 6x_{j3} - 0.361\ 0x_{j4} - 0.132\ 4x_{j5} - 0.454\ 0x_{j6}$$

$$u_{3j} = 0.597\ 2x_{j1} - 0.062\ 1x_{j2} - 0.050\ 8x_{j3} - 0.157\ 1x_{j4} - 0.201\ 3x_{j5} - 1.295\ 2x_{j6}$$

$$u_{4j} = 0.209\ 3x_{j1} - 0.108\ 5x_{j2} - 0.063\ 2x_{j3} - 0.147\ 2x_{j4} - 0.186\ 4x_{j5} - 1.214\ 2x_{j6}$$

$$u_{5j} = 0.433\ 3x_{j1} - 0.111\ 3x_{j2} - 0.091\ 1x_{j3} - 0.166\ 5x_{j4} - 0.167\ 5x_{j5} - 0.847\ 2x_{j6}$$

$$j = A,B$$

从而,我们可以得到第 k 组评估者对治疗方案 i 的满意度:

$$p_{ki} = \frac{\exp(u_{ki})}{1 + \exp(u_{ki})} \qquad k = 1, \cdots, 5; i = A, B$$

根据转移性肾细胞癌的靶向治疗的特点及各评估者的偏好系数,可以确定各组别评估者目标的水平值,见表 6-5。将治疗方案及目标水平值代入各组别评估者的效用函数式中,可以得到各组别评估者治疗方案的选择概率,见表 6-7。选择概率表示第 i 组评估者对选择治疗方案 j 的满意度。

表 6-7　各组别评估者治疗方案的选择概率

	药物 A	药物 B	选择概率
患者	0.365 2	0.265 7	0.837 1
患者家属	0.246 8	0.235 4	0.769 4
医生	0.991 4	0.993 9	0.999 6
护士	0.688 7	0.424 1	0.938 3
药师	0.940 1	0.944 1	0.996 4

之后,利用损失函数式来计算质量损失值。决策权重 ω_k 代表了不同组别评估者在医疗决策中的相对重要度。在实际中,医生和患者要比患者家属、护士及药师的地位更重要。因此,我们考虑各组别评估者处于不同的决策地位,以 $w_1 = 0.3, w_2 = 0.1, w_3 = 0.4, w_4 = 0.1, w_5 = 0.1$ 为例进行研究。由式(6-18)计算得到各组别评估者选择第 i 种治疗方案的损失值。

$$L(p_A) = \sum_{k=1}^{5} w_k (p_{kA} - p_{kA}{}^T)^2 = 0.100\ 7$$

$$L(p_B) = \sum_{k=1}^{5} w_k (p_{kB} - p_{kB}{}^T)^2 = 0.153\ 2$$

通过对损失值求最小化,从而得到治疗方案最优方案。

$$L = \min\{L_A, L_B\} = L_A = 0.100\ 7$$

因此,与药物 B 相比,药物 A 是相对更优。选择药物 A 是权衡各组别评估者偏好差异,到达共同满意的最佳选择。

6.4　本章小结

本章针对在医患共同参与医疗决策过程中,医务人员与患者对治疗方案的疗效和风险等存在偏好差异问题进行了临床决策方法研究。在 DCE 对医患偏好调查的基础上,针对该问题分别提出了基于逼近理想解法和基于质量损失函数的医患偏好差异的治疗方案评估方法,从不同的评价理念对备选治疗方案进行评价排序,并通过算例研究验证了每种方法的可行性和合理性,为医患共同参与医疗决策提供了有效的研究方法。

(1)将逼近理想解方法引入存在医患偏好差异的治疗方案选择中,提出了一种基于 DCE 和 TOPSIS 的治疗方案评价方法,利用逼近理想解的方法对治疗方案进行评价排序,并比较了医生决策、患者决策、医患共同参与决策等不同决策方式下各治疗方案的评价排序，通过分析表明医患共同参与决策的治疗方案选择方法最为合理；

（2）将质量损失函数方法引入存在医患偏好差异的治疗方案选择中，提出了一种基于DCE 和质量损失函数的治疗方案评价方法，利用各利益相关者对备选方案的质量损失最小的期望来选择最佳治疗方案。

本章参考文献

[1]　KOUTANJI M, DAVIS R, VINCENT C, et al. The patient's role in patient safety: engaging patients, their representatives, and health professionals[J]. Clinical risk, 2005, 11: 99-104.

[2]　STIGGELBOUT A M, VAN DER WEIJDEN T, DE WIT M P, et al. Shared decision making: really putting patients at the centre of healthcare [J]. British medical journal, 2012, 344: e256.

[3]　YOON K. Systems selection by multiple attribute decision making[D]. Manhattan: Kansas State University, 1980.

[4]　PARK M-H, JO C, BAE E Y, et al. A comparison of preferences of targeted therapy for metastatic renal cell carcinoma between the patient group and health care professional group in South Korea [J]. Value in health, 2012, 15(6): 933-939.

[5]　TAGUCHI G, ELSAYED A, HSIANG C T. Quality engineering in production systems[M]. New York: McGraw Hill, c1989.

[6]　SHARMA S, BALAN S. An integrative supplier selection model using Taguchi loss function, TOPSIS and multi criteria goal programming [J]. Journal of Intelligent Manufacturing, 2013, 24(6): 1123-1130.

第 7 章　考虑不确定性的治疗方案评估方法

为了科学评估及合理分配有限的医疗资源,医疗卫生决策的制定必须系统地考虑各种因素的影响,涉及医学、经济、组织结构、社会影响以及道德规范等多个方面。因此,医疗卫生决策制定是一个复杂的多属性决策问题,需要由来自不同领域的决策者(例如,医生、药师、流行病学家、政府等)根据自身的知识及观点对多种药物的利弊进行权衡,选择出期望水平最高的药物。然而,已有药物评估研究多由医务人员、流行病学家及政府部门参与,较少考虑患者的风险态度及价值偏好,并且评估方法大多在循证医学的基础上利用专家打分方式对药物进行评估,但在治疗方案评估过程中评估者常在各指标的偏好权重及治疗方案指标值评价中表现出不确定性。因此,有必要考虑患者需求,在循证决策的基础上探索药物不确定性评估的方法。基于此,本章提出了结合证据价值对决策制定的影响框架(evidence and value: impact on decisionmaking, EVIDEM)与模糊群决策方法对不同领域药物进行评估的方法,以及考虑患者个体风险利益偏好的治疗方案分类方法,为临床医患共同参与治疗方案决策制定提供依据,同时可以为国家基本药物目录遴选及临床用药指南制定等提供一定的理论参考。

7.1　基于循证证据和模糊多属性群决策的治疗方案评估

目前,国内外学者已经提出了多种关于药物评估的方法。成本 - 效益分析(cost-effectiveness analysis, CEA),成本 - 效用分析(cost-utility analysis, CUA)以及成本 - 利益分析(cost-benefit analysis, CBA)是卫生技术评估问题的有效解决方法[1]。然而,这类方法主要运用经济学的方法使药物效益最大化,而忽略了疾病严重程度、预算影响等其他方面的问题。治疗方案的多属性风险 - 利益评估方法是医疗卫生决策应用的一个重要方法,很多学者对治疗方案风险 - 利益权衡方法进行了研究。例如,费利(Felli)等[2]提出了基于多属性决策分析方法的治疗方案风险 - 利益评估模型;西普里亚尼(Cipriani)等[3]利用多种治疗措施的 Meta 分析方法比较了 12 种新一代抗抑郁药在抑郁症急性期的治疗效果。上述已有方法主要用来评估治疗同一种类疾病的药物疗效。EVIDEM 是利用多属性决策方法评估卫生技术的桥梁。戈切伯尔(Goetghebeur)等[4]将 EVIDEM 框架用于评估来自六个治疗领域的十种药物。在该研究中,利益相关者们直接给出每个准则的权重,并对每一种药物的情况进行打分。在现实中,决策者很难用精确值来表示他的偏好信息,因此,考虑决策者不确定性偏好下的决策问题。另外,在简单的决策权重给定方法中,如果对最初的值设定了高的分数,将导致各准则之间的差值特别的小,从而造成低区别度的风险。因此,有必要对医疗卫生决策的模糊多属性群决策(fuzzy multi-attribute group decision making, FMAGDM)方法进行改进。因此,本章提出了一种将 EVIDEM 框架与模糊多属性群决策相结合的药物评估方法。

FMAGDM 方法可以全面地考虑影响决策制定的相关因素,并且处理决策制定中决策者具有不同观点的问题。在 FMAGDM 的相关研究中,许多学者运用模糊层次分析法来设定决策准则的权重 [5]。但传统的模糊层次分析法在评价一个具有 n 个准则的层次结构中,需要进行 $n \times (n-1)/2$ 次两两比较,很难保证判断矩阵的一致性。为了克服该难题,我们考虑引入模糊语言偏好关系矩阵的层次分析法来确定各准则的决策权重,该方法只需要进行 $n-1$ 次相邻准则的两两比较,与传统方法相比需要的信息较少,更为简便、实用 [6]。另外,TOPSIS 方法是处理 FMAGDM 问题的一种有效方法。已有大量的文献研究了 TOPSIS 理论及其应用,本节提出一种改进的 TOPSIS 方法来对药物进行评估。

因此,本研究提出了一种结合模糊语言偏好关系矩阵的层次分析法和改进的 TOPSIS 方法的 EVIDEM 框架用来对药物进行评估。首先,将只需 $n-1$ 次两两比较的基于模糊语言偏好关系层次分析法用于评价指标权重的确定;之后,决策者根据已有证据理论分别利用准确数字及三角模糊数对药物进行评分;最后,利用改进的 TOPSIS 法对各药物进行评价排序。

7.1.1 治疗方案评估过程

7.1.1.1 基于循证证据的 EVIDEM 框架构建

设备选药物方案集为 $S_i(i=1,2,\cdots,m)$,评价属性集为 $C_j(j=1,2,\cdots,n)$,决策群体包括 K 个决策参与者 $DM_k(k=1,2,\cdots,K)$,其中,评价准则是根据大量的文献调研及临床经验确定,决策群体由来自不同领域的决策参与者组成其决策群体,例如:医生、药师、护士、流行病学家及政府卫生政策制定者等。

该研究需要根据 EVIDEM 框架规则对每种药物进行大量的文献调研,文献调研及数据集成的方法参见 EVIDEM 方法 [4]。

7.1.1.2 基于模糊语言偏好关系 AHP 的评估指标权重确定

利用只需 $n-1$ 次比较判断的模糊语言偏好关系 AHP 法确定各决策者对评估准则的决策偏好权重,具体步骤如下。

首先,需要明确评估体系的层次分析结构,最上层为需要达到的目标,第二层为评估准则层,最下层为待排序对象,如图 7-1。

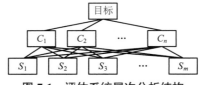

图 7-1 评估系统层次分析结构

之后,各决策者需要选择语言变量来描述他们对评估指标与相邻评估指标比较的相对重要度的偏好信息,见表 7-1。

表 7-1　相邻准则两两比较结果

	$C_1:C_2$	$C_2:C_3$	$\cdots$	$C_j:C_t$	$\cdots$	$C_{n-1}:C_n$
目标层	$\tilde{u}_{12}^k$	$\tilde{u}_{23}^k$	$\cdots$	$\tilde{u}_{jt}^k$	$\cdots$	$\tilde{u}_{(n-1)n}^k$

表 7-1 中，$\tilde{u}_{jt}^k$ 表示第 k 个决策者对评估指标 C_j 与相邻评估指标 C_t 相比较的偏好信息，语言变量 $\tilde{u}_{jt}^k$ 取值见表 7-2，$\tilde{u}_{jt}^k = (u_{jt}^{kl}, u_{jt}^{km}, u_{jt}^{kr})$。

表 7-2　指标权重的模糊语言评估变量

语言变量	三角模糊数
非常重要（VI）	（0.9,1.0,1.0）
重要（I）	（0.7,0.9,1.0）
较重要（MI）	（0.5,0.7,0.9）
同等重要（M）	（0.3,0.5,0.7）
较不重要（MT）	（0.1,0.3,0.5）
不重要（T）	（0.0,0.1,0.3）
很不重要（VT）	（0.0,0.0,0.1）

该方法只需决策者对相邻评估指标进行 $n-1$ 次判断，缺失信息值可根据可加互反性和一致性原则，由式（7-1）~ 式（7-4）计算得到。

$$u_{jt}^{kl} + u_{tj}^{kr} = 1, u_{jt}^{km} + u_{tj}^{km} = 1, u_{jt}^{kr} + u_{tj}^{kl} = 1, \quad \forall j,t \in \{1,\cdots,n\} \tag{7-1}$$

$$u_{j(j+1)}^{kl} + u_{(j+1)(j+2)}^{kl} + \cdots + u_{(t-1)t}^{kl} + u_{tj}^{kr} = \frac{t-j+1}{2}, \quad \forall j < t \tag{7-2}$$

$$u_{j(j+1)}^{km} + u_{(j+1)(j+2)}^{km} + \cdots + u_{(t-1)t}^{km} + u_{tj}^{km} = \frac{t-j+1}{2}, \quad \forall j < t \tag{7-3}$$

$$u_{j(j+1)}^{kr} + u_{(j+1)(j+2)}^{kr} + \cdots + u_{(t-1)t}^{kr} + u_{tj}^{kl} = \frac{t-j+1}{2}, \quad \forall j < t \tag{7-4}$$

从而，可以得到 K 个决策参与者的模糊决策判断矩阵 $\tilde{A}_k$。

$$\tilde{A}_k = \begin{array}{c} C_1 \\ C_2 \\ \vdots \\ C_n \end{array} \begin{bmatrix} \tilde{u}_{11}^k & \tilde{u}_{12}^k & \cdots & \tilde{u}_{1n}^k \\ \tilde{u}_{21}^k & \tilde{u}_{22}^k & \cdots & \tilde{u}_{2n}^k \\ \vdots & \vdots & & \vdots \\ \tilde{u}_{n1}^k & \tilde{u}_{n2}^k & \cdots & \tilde{u}_{nn}^k \end{bmatrix} \tag{7-5}$$

在计算过程中，$\tilde{u}_{ij}^k$ 可能会落在 $[-c,1+c](c>0)$ 区间内，需要通过式（7-6）将其转化到 $[0,1]$ 区间内。

$$f(u_{jt}^{kl}) = \frac{u_{jt}^{kl}+c}{1+2c}, f(u_{jt}^{km}) = \frac{u_{jt}^{km}+c}{1+2c}, f(u_{jt}^{kr}) = \frac{u_{jt}^{kr}+c}{1+2c} \tag{7-6}$$

其中，c 取不在 $[0,1]$ 区间的变量 $\tilde{u}_{ij}^k$ 中的最大值。

每个指标的模糊权重 $\tilde{\beta}_j^k$ 可由下式求得：

$$\tilde{v}_j^k = \sum_{t=1}^{n} \tilde{u}_{jt}^k / n \tag{7-7}$$

$$\tilde{\beta}_j^k = \tilde{v}_j^k / \sum_{j=1}^{n} \tilde{v}_j^k \tag{7-8}$$

其中，$\tilde{v}_j^k$ 为第 j 个指标与其他指标比较结果的几何平均值；$\tilde{\beta}_j^k$ 即为第 j 个指标的模糊权重。因此，通过上述方法，我们可以得到每个决策参与者对第 j 评价指标的权重 $\tilde{\beta}_j = (\tilde{\beta}_j^1, \tilde{\beta}_j^2, \cdots, \tilde{\beta}_j^K)^{\mathrm{T}}$。

7.1.1.3　各备选方案混合指标绩效值的确定

药物评估体系的指标既有定性指标，也有定量指标，并且各指标相互独立。对于定性指标，需要决策参与者选择相应的语言变量来描述他们对相邻药物的偏好信息，语言变量见表 7-3。药物的相对指标值 $\tilde{x}_{ij}^k$ 由上节提到的基于模糊语言偏好关系的层次分析法求得；对于定量指标，决策者通过打分的方式给出各药物相应定量指标的绩效值 r_{ij}^k，其中，$0 \leqslant r_{ij}^k \leqslant 10$。

表 7-3　绩效指标的模糊语言评估变量

语言变量	三角模糊数
非常差（VP）	（0，1，3）
差（P）	（1，3，5）
一般（F）	（3，5，7）
好（G）	（5，7，9）
非常好（VG）	（7，9，10）

7.1.1.4　运用 TOPSIS 对混合指标的治疗方案评价排序

利用 TOPSIS 方法集合不同决策参与者的偏好信息，得到决策群满意的药物评价排序，具体步骤如下。

1. 构建群决策矩阵

集合各决策参与者对药物的评价值，得到群决策矩阵：

$$\boldsymbol{B}^k = \begin{array}{c} \\ S_1 \\ S_2 \\ \vdots \\ S_m \end{array} \overset{\displaystyle C_1 \quad C_2 \quad \cdots \quad C_j \quad C_l \quad \cdots \quad C_t \quad \cdots \quad C_n}{\begin{bmatrix} x_{11}^k & x_{12}^k & \cdots & \tilde{x}_{1j}^k & \tilde{x}_{1l}^k & \cdots & \tilde{x}_{1t}^k & \cdots & x_{1n}^k \\ x_{21}^k & x_{22}^k & \cdots & \tilde{x}_{2j}^k & \tilde{x}_{2l}^k & \cdots & \tilde{x}_{2t}^k & \cdots & x_{2n}^k \\ \vdots & \vdots & & \vdots & \vdots & & \vdots & & \vdots \\ x_{m1}^k & x_{m2}^k & \cdots & \tilde{x}_{mj}^k & \tilde{x}_{ml}^k & \cdots & \tilde{x}_{mt}^k & \cdots & x_{mn}^k \end{bmatrix}} \tag{7-9}$$

其中，$\tilde{x}_{ij}^k$ 为第 k 个决策者对第 i 种药物的第 j 个定性指标的评价值；x_{ij}^k 为第 k 个决策者对第 i 种药物的第 j 个定量指标的评价值，$\tilde{x}_{ij}^k = (l_{ij}^k, m_{ij}^k, r_{ij}^k)$，$x_{ij}^k = (r_{ij}^k, r_{ij}^k, r_{ij}^k)$。

2. 群决策矩阵标准化

由于群决策矩阵是一个混合矩阵，因此，需要对矩阵进行标准化，标准化过程可通过式（7-10）转化得到：

$$p_{ij}^k = \frac{x_{ij}^k}{q_j^+} = \frac{r_{ij}^k}{q_j^+}, \quad \tilde{p}_{ij}^k = \frac{\tilde{x}_{ij}^k}{q_j^+} = (\frac{l_{ij}^k}{q_j^+}, \frac{m_{ij}^k}{q_j^+}, \frac{r_{ij}^k}{q_j^+}), \quad q_j^+ = \max_i \{r_{ij} | i = 1, 2, \cdots, m\} \qquad （7\text{-}10）$$

3. 加权群决策矩阵

将各决策参与者对评价准则的偏好系数 $\tilde{\beta}_j^k$ 与规范化值加权,可以得到各药物的偏好加权决策矩阵 $\boldsymbol{D}^k$:

$$\boldsymbol{D}^k = \begin{bmatrix} \tilde{z}_{11}^k & \tilde{z}_{12}^k & \cdots & \tilde{z}_{1j}^k & \tilde{z}_{1l}^k & \cdots & \tilde{z}_{1t}^k & \cdots & \tilde{z}_{1n}^k \\ \tilde{z}_{21}^k & \tilde{z}_{22}^k & \cdots & \tilde{z}_{2j}^k & \tilde{z}_{2l}^k & \cdots & \tilde{z}_{2t}^k & \cdots & \tilde{z}_{2n}^k \\ \vdots & \vdots & & \vdots & \vdots & & \vdots & & \vdots \\ \tilde{z}_{m1}^k & \tilde{z}_{m2}^k & \cdots & \tilde{z}_{mj}^k & \tilde{z}_{ml}^k & \cdots & \tilde{z}_{mt}^k & \cdots & \tilde{z}_{mn}^k \end{bmatrix}$$

$$= \begin{bmatrix} p_{11}^k \times \tilde{\beta}_1^k & p_{12}^k \times \tilde{\beta}_2^k & \cdots & \tilde{p}_{1j}^k \times \tilde{\beta}_j^k & \tilde{p}_{ij}^k \times \tilde{\beta}_j^k & \cdots & \tilde{p}_{1t}^k \times \tilde{\beta}_t^k & \cdots & p_{1n}^k \times \tilde{\beta}_n^k \\ p_{21}^k \times \tilde{\beta}_1^k & p_{22}^k \times \tilde{\beta}_2^k & \cdots & \tilde{p}_{2j}^k \times \tilde{\beta}_j^k & \tilde{p}_{ij}^k \times \tilde{\beta}_j^k & \cdots & \tilde{p}_{2t}^k \times \tilde{\beta}_t^k & \cdots & p_{2n}^k \times \tilde{\beta}_n^k \\ \vdots & \vdots & & \vdots & \vdots & & \vdots & & \vdots \\ p_{m1}^k \times \tilde{\beta}_1^k & p_{m2}^k \times \tilde{\beta}_2^k & \cdots & \tilde{p}_{mj}^k \times \tilde{\beta}_j^k & \tilde{p}_{ij}^k \times \tilde{\beta}_j^k & \cdots & \tilde{p}_{mt}^k \times \tilde{\beta}_t^k & \cdots & p_{mn}^k \times \tilde{\beta}_n^k \end{bmatrix}$$

$$（7\text{-}11）$$

4. 计算相对贴近度

药物评估的目标是所有效益型属性值越大越好,所有成本型属性值越小越好。由于 $\tilde{z}_{ij}^k$ 为 0 和 1 之间的模糊三角数,因此,可以确定各决策者 k 的正理想解(FPIS, I_k^+)和负理想解(FNIS, I_k^-)分别为

$$\begin{aligned} I_k^+ &= (\tilde{z}_1^{k+}, \cdots, \tilde{z}_j^{k+}, \cdots, \tilde{z}_n^{k+}) \\ I_k^- &= (\tilde{z}_1^{k-}, \cdots, \tilde{z}_j^{k-}, \cdots, \tilde{z}_n^{k-}) \end{aligned} \qquad （7\text{-}12）$$

其中,$\tilde{z}_j^{k+} = (1,1,1) \times \tilde{w}_j^k$, $\tilde{z}_j^{k-} = (0,0,0)$, $j = 1, 2, \cdots, n$.

药物的各属性值越接近决策者 k 的正理想解,该药物越优;越接近负理想解,该药物越差。药物 i 与理想解的接近程度用相对贴近度 f_{ik} 来评价,取值越大则药物 i 越优。相对贴近度 f_{ik} 可由下式求得:

$$d_{ik}^+ = \sum_{j=1}^n d_z(\tilde{z}_{ij}^k, \tilde{z}_j^{k+}) \qquad （7\text{-}13）$$

$$d_{ik}^- = \sum_{j=1}^n d_z(\tilde{z}_{ij}^k, \tilde{z}_j^{k-}) \qquad （7\text{-}14）$$

$$f_{ik} = \frac{d_{ik}^-}{d_{ik}^- + d_{ik}^+} \qquad （7\text{-}15）$$

其中,$d_z(\tilde{z}_{ij}^k, \tilde{z}_j^{k+})$,$d_z(\tilde{z}_{ij}^k, \tilde{z}_j^{k-})$ 分别为三角模糊数 $\tilde{z}_{ij}^k$ 到正负理想解的距离,$i = 1, 2, \cdots, m$,其计算公式为

$$d_z(\tilde{z}_{ij}^k, \tilde{z}_j^k) = \sqrt{\frac{(\tilde{z}_{ij}^{kl} - \tilde{z}_j^{kl})^2 + 4(\tilde{z}_{ij}^{km} - \tilde{z}_j^{km})^2 + (\tilde{z}_{ij}^{kr} - \tilde{z}_j^{kr})^2}{6}} \qquad （7\text{-}16）$$

5. 构建群决策矩阵,对药物进行评价排序

集合不同决策参与者偏好态度的每种药物的相对贴近度 f_{ik},构造群决策相对贴近度矩阵:

$$\boldsymbol{G} = \begin{array}{c} \\ S_1 \\ S_2 \\ \vdots \\ S_m \end{array} \begin{array}{c} D_1 \quad\ D_2 \quad \cdots \quad D_K \\ \begin{bmatrix} f_{11} & f_{12} & \cdots & f_{1K} \\ f_{21} & f_{22} & \cdots & f_{2K} \\ \vdots & \vdots & & \vdots \\ f_{m1} & f_{m2} & \cdots & f_{mK} \end{bmatrix} \end{array} \tag{7-17}$$

由于临床决策中采用的决策方式不同,各决策参与者的决策地位不同。考虑各决策者的地位及权威性,对矩阵 C 进行加权处理,得到群决策加权矩阵:

$$\boldsymbol{G}_w = \begin{bmatrix} w_1 f_{11} & w_2 f_{12} & \cdots & w_K f_{1K} \\ w_1 f_{21} & w_2 f_{22} & \cdots & w_K f_{2K} \\ \vdots & \vdots & & \vdots \\ w_1 f_{m1} & w_2 f_{m2} & \cdots & w_K f_{mK} \end{bmatrix} \tag{7-18}$$

其中, w_k 为第 k 个决策参与者在药物评估中的决策权重。

由于相对贴近度 f_{ik} 为效益型属性值,其值越大药物越好,群决策的正理想解(PIS, Y^+)和负理想解(NIS, Y^-)可以表示为

$$Y^+ = \left(\gamma_1^+, \gamma_2^+, \cdots, \gamma_k^+, \cdots, \gamma_K^+\right)^{\mathrm{T}}$$
$$Y^- = \left(\gamma_1^-, \gamma_2^-, \cdots, \gamma_k^-, \cdots, \gamma_K^-\right)^{\mathrm{T}} \tag{7-19}$$

其中, $\gamma_k^+ = \max_i \gamma_{ik}, \gamma_k^- = \min_i \gamma_{ik}, \quad i = 1, 2, \cdots, m; k = 1, 2, \cdots, K$。

对于所有的决策者而言,计算各药物 S_i 与群决策理想解的相对贴近度 F_i。

$$d_i^+ = \sqrt{\sum_{k=1}^{K} (\gamma_{ik} - Y^+)^2} \tag{7-20}$$

$$d_i^- = \sqrt{\sum_{k=1}^{K} (\gamma_{ik} - Y^-)^2} \tag{7-21}$$

$$F_i = \frac{d_i^-}{d_i^- + d_i^+} \tag{7-22}$$

最后,根据 F_i 对各药物进行排序, F_i 值最大的药物即为最佳药物。

7.1.2　案例应用

考虑分别用来治疗心血管疾病、内分泌、传染病、肿瘤及眼科疾病等不同领域的五种药物 $(S_1, S_2, \cdots, S_5)$ 的评估问题。评估专家组由六名决策参与者 $(DM_1, DM_2, \cdots, DM_6)$ 组成。采用本节中所提出的方法对五种药物进行评估,计算过程通过 Matlab 程序完成,药物评估的具体步骤如下所述。

首先,根据大量的文献调研及 20 多个国家对药物使用经验确定评估准则,构建药物评估体系(见图 7-2)[4]。评估专家选择表 7-2 中的语言变量对相邻的准则进行 $n-1$ 次比较判断,描述他们对评估指标与相邻评估指标比较的相对重要度的偏好信息。表 7-4 给出的是各评估专家对药物评估不同准则的偏好关系。利用基于模糊语言偏好关系的层次分析方

法,由 Matlab 程序计算得到的各决策参与者对评估准则的偏好系数 $\tilde{\beta}_j^k$,对偏好系数求几何平均,得到各指标去模糊化权重值(见表 7-5)。

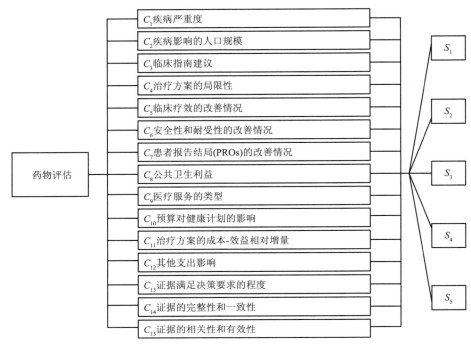

图 7-2　药物评估体系图

表 7-4　评估专家对药物评估不同准则的偏好关系

	DM_1	DM_2	DM_3	DM_4	DM_5	DM_6
$C_1:C_2$	MI	MI	MT	M	VI	M
$C_2:C_3$	M	M	VI	VI	VT	I
$C_3:C_4$	M	MT	M	M	MI	VT
$C_4:C_5$	T	T	MT	MT	VT	M
$C_5:C_6$	MI	M	M	M	M	M
$C_6:C_7$	T	MI	MT	MI	I	VI
$C_7:C_8$	I	M	T	VT	M	I
$C_8:C_9$	M	M	M	M	MI	M
$C_9:C_{10}$	VI	VI	M	MI	MI	I
$C_{10}:C_{11}$	VT	VT	M	T	T	M
$C_{11}:C_{12}$	M	MI	M	I	M	T
$C_{12}:C_{13}$	MI	M	VI	MI	T	I
$C_{13}:C_{14}$	MT	MT	T	VT	MI	T
$C_{14}:C_{15}$	T	T	M	M	T	M

表 7-5　各评估专家对药物评估准则的去模糊化权重值

	DM_1	DM_2	DM_3	DM_4	DM_5	DM_6
C_1	0.079 1	0.074 5	0.073 0	0.083 9	0.076 2	0.086 6
C_2	0.072 7	0.068 8	0.077 2	0.082 7	0.064 7	0.085 8
C_3	0.071 9	0.068 1	0.065 1	0.069 1	0.075 8	0.076 5
C_4	0.071 2	0.072 4	0.064 4	0.068 4	0.070 4	0.087 6
C_5	0.080 8	0.081 0	0.069 0	0.073 5	0.081 6	0.087 2
C_6	0.074 9	0.080 7	0.068 6	0.073 1	0.081 3	0.086 9
C_7	0.084 8	0.075 6	0.073 5	0.067 1	0.072 2	0.075 6
C_8	0.074 7	0.075 5	0.082 8	0.080 4	0.072 2	0.066 7
C_9	0.074 8	0.075 6	0.082 9	0.080 5	0.067 4	0.066 8
C_{10}	0.062 1	0.064 3	0.083 1	0.075 1	0.062 7	0.058 1
C_{11}	0.074 9	0.075 7	0.083 5	0.085 8	0.071 8	0.058 4
C_{12}	0.075 5	0.071 3	0.084 0	0.075 8	0.072 3	0.067 6
C_{13}	0.070 7	0.071 8	0.072 3	0.070 8	0.081 6	0.059 1
C_{14}	0.077 0	0.077 4	0.082 2	0.084 4	0.077 4	0.068 4
C_{15}	0.087 7	0.086 9	0.083 1	0.085 6	0.086 9	0.069 2

在 15 个评估准则中,评估准则 $C_j(j=5,6,7,10,11,12)$ 需要通过药物间比较得到的相应准则的相对值(relative value),其余准则在文献调研数据的基础上由评估者给出各指标绝对值(absolute value),文献 [4] 在附件中对此进行了详细的说明。因此,由评估者从表 7-3 中选择语言变量对相邻药物进行比较判断,利用基于语言模糊偏好的层次分析方法得到准则 $C_j(j=5,6,7,10,11,12)$ 对应的各药物指标值,例如,表 7-6 给出了评估者 DM_1 对各药物在准则 $C_j(j=5,6,7,10,11,12)$ 上的偏好关系,表 7-7 是计算得到的评估者 DM_1 对各药物在准则 $C_j(j=5,6,7,10,11,12)$ 上的评估指标值;其余准则指标值由评估者根据已有数据直接打分(最高值取 10,最低值取 0),给出各药物相应准则的评估值 r_{ij}^k。集合药物在各评估准则下的指标值得到决策矩阵 $\boldsymbol{B}^k$。

表 7-6　评估者 DM_1 对各药物在准则 $C_j(j=5,6,7,10,11,12)$ 上的偏好关系

	$S_1:S_2$	$S_2:S_3$	$S_3:S_4$	$S_4:S_5$
C_5	P	G	F	P
C_6	F	G	P	VP
C_7	P	G	F	P
C_{10}	F	G	G	VP
C_{11}	P	G	G	VP
C_{12}	G	G	P	P

表 7-7　评估者 DM_1 对各药物在准则 $C_j(j=5,6,7,10,11,12)$ 上的评估指标值

	S_1	S_2	S_3	S_4	S_5
C_5	$(0.79,1.84,3.88)$	$(1.27,2.24,4.12)$	$(1.03,1.84,3.41)$	$(0.97,1.84,3.53)$	$(1.09,2.24,4.47)$
C_6	$(0.97,1.93,3.67)$	$(1.14,1.93,3.37)$	$(0.91,1.56,2.76)$	$(1.14,1.93,3.37)$	$(1.51,2.66,4.47)$
C_7	$(0.79,1.84,3.88)$	$(1.27,2.24,4.12)$	$(1.03,1.84,3.41)$	$(0.97,1.84,3.53)$	$(1.09,2.24,4.47)$
C_{10}	$(1.14,2.24,4.37)$	$(1.32,2.24,4.02)$	$(1.07,1.84,3.33)$	$(0.71,1.44,2.87)$	$(1.11,2.24,4.14)$
C_{11}	$(0.80,1.91,4.23)$	$(1.33,2.36,4.50)$	$(1.06,1.91,3.69)$	$(0.66,1.47,3.15)$	$(1.11,2.36,4.63)$
C_{12}	$(1.0,2.40,5.67)$	$(0.86,1.90,4.33)$	$(0.57,1.40,3.33)$	$(0.86,1.90,4.33)$	$(1.0,2.40,5.67)$

　　由于群决策矩阵是一个混合矩阵,因此,需要通过式(7-10)对矩阵进行标准化。然后,利用改进的 TOPSIS 方法对药物进行评价排序,可求得各评估者 DM_k 偏好态度下不同药物 S_i 的相对贴近度 f_{ik},见表 7-8。考虑到根据各决策参与者在药物评估过程中的评估地位不同,本节以决策者 6 的地位相对更重要,其他决策者地位相同,决策权重分别为 $w_1=0.16,w_2=0.16,w_3=0.16,w_4=0.16,w_5=0.16,\ w_6=0.20$ 为例进行计算,通过公式(7-18)~(7-22)可以得到各药物的总贴近度 F_i,见表 7-9 所示。

表 7-8　评估者 DM_1 对各药物在定量指标的绩效值

	S_1	S_2	S_3	S_4	S_5
C_1	4.0	3.0	7.0	3.0	10.0
C_2	10.0	8.0	8.0	7.0	7.0
C_3	3.0	3.0	0	2.0	2.0
C_4	1.0	1.0	3.0	2.0	3.0
C_8	2.0	0.0	0.0	0.0	0.0
C_9	2.0	3.0	3.0	2.0	7.0
C_{13}	7.0	7.0	8.0	7.0	4.0
C_{14}	3.0	7.0	6.0	6.0	4.0
C_{15}	6.0	7.0	5.0	5.0	7.0

表 7-9　相对贴近度 f_{ik} 与总贴近度 F_i

备选方案	f_1	f_2	f_3	f_4	f_5	f_6	F_i	排序
S_1	0.644 9	0.651 5	0.671 5	0.658 4	0.662 0	0.647 0	0.642 5	2
S_2	0.625 2	0.640 4	0.649 7	0.652 6	0.702 1	0.622 3	0.571 9	3
S_3	0.570 2	0.583 4	0.589 0	0.549 2	0.598 7	0.564 4	0.127 4	4
S_4	0.548 4	0.571 5	0.571 2	0.574 5	0.559 5	0.568 1	0.066 3	5
S_5	0.695 0	0.702 7	0.737 7	0.692 8	0.664 5	0.708 5	0.905 8	1

　　故备选药物排序为 $S_5 \succ S_1 \succ S_2 \succ S_3 \succ S_4$,其中药物 S_5 为最具有竞争力的药物。

7.2　基于患者个体风险利益偏好的治疗方案分类

　　患者作为医疗主要利益相关者有必要就各种治疗方案的利弊进行权衡,参与治疗方案的选择。医生也应该认识到患者及其家属在治疗方案选择中起到的积极作用,患者是临床决策制定的合法参与者,在治疗方案选择时,应该掌握患者的价值观及风险态度,制定符合患者需求的诊疗决策。但现实中,患者作为医疗服务的对象,却并没有在医疗服务过程中得到充分的重视 [7]。医患沟通效果不好,患者缺乏专业的医疗知识,医务人员与患者沟通的意愿不足,特别是我国医药资源匮乏,医疗工作人员需要长时间超负荷工作,缺乏与患者进行有效沟通的时间,患者无法有效参与临床决策,表达自己真正需求 [7]。因此,探索患者有效表达其对治疗方案风险利益偏好的方式,是实现临床个性化治疗方案制定的一个重要问题。基于此,本章提出了一种基于患者个体风险态度及价值偏好的治疗方案分类方法,以期为以患者为中心的临床治疗方案选择提供参考。

　　治疗方案的风险 - 利益评估是临床治疗方案选择的重要环节之一。目前,国内外学者针对治疗方案的风险利益分析进行了深入研究,比较有代表性的方法包括概率仿真 [8]、增量净收益 [9]、多准则决策分析、网络 Meta 分析 [10] 等方法。关于治疗方案风险 - 利益定量分析方法的整体发展历程和研究现状,参见 Guo 等 [11] 给出的文献综述。已有研究主要从医学专家的角度根据患者的生物性个体差异对治疗方案进行确定性评估,缺乏对评估者偏好不确定性的考虑,并且较少关注患者的风险态度及价值偏好。医务人员的行为与患者偏好相匹配,患者的依从性更好,满意度更高,有利于疾病的康复。世界各国的卫生技术评估重心也从原来仅关心纯技术评估转向关注更广泛的领域,如患者的心理、社会、体制等,在英国,患者已经参与到卫生技术评估的各个环节,一些规划已经考虑让患者对多种治疗方案进行选择。我国学者曾昭耆 [12] 也指出患者心理压力、偏好等人文性个体差异对疾病治疗具有重要影响,在治疗方案选择及评价中重视患者的人文性个体差异,有助于医务人员针对患者个体选择更适应其生活习惯、经济条件及工作性质的治疗方案。目前,医患共同参与式决策模型已经成为各国所倡导的临床决策理想模式,但仍缺乏患者有效参与临床决策,表达患者真正需求的方式。基于此,本节考虑运用多准则决策方法,提出一种基于患者偏好对治疗方案风险利益评估的方法,使医务人员更容易把握患者对各治疗方案风险利益的权衡,为医患共同参与医疗决策进行以患者为中心的个性化服务模式研究提供参考。

　　多准则决策方法中,决策者对各属性的权重常用联合分析、swing weight [13] 以及层次分析（AHP）等方法确定。联合分析和 swing weight 等方法需要针对具体病种设计调查问卷,并对数据进行分析处理,过程较烦琐,不适于基于患者偏好的治疗方案分类一般性方法的研究。相对而言,AHP 是确定不同病种患者个体对治疗方案风险 - 利益评价指标偏好权重较适宜的方法。该方法能够有效地分析决策者的偏好信息,综合测度决策者的判断和比较,得出准则权重。然而,在实际决策问题中,决策者很难用精确值来表示他的偏好信息,因此许多学者提出各种处理模糊判断矩阵的方法。但在评价一个具有 n 个准则的层次结构中,需要进行 $n \times (n-1) / 2$ 次两两比较,很难保证判断矩阵的一致性。Wang 等 [6] 提出了一种根据评估准则中相邻准则两两比较,构造模糊语言偏好关系矩阵的层次分析法。该方法只需要进行 $n-1$ 次相邻准则的两两比较,与传统方法相比需要的信息较少,更为简便、实用,已经应用于多个领域。现实中,患者等常常表现出不确定的需求,较难给出准确判断,而且患者很难利用传统层次分析法进行 $n \times (n-1)/2$ 次两两判断,并保证判断矩阵的一致性,因此,本章提出一种基于模糊语言偏好关系层次分析方法根据患者个体偏好对治疗方案分类的方法,其研究工作主要体现在以下三个方面。

（1）针对临床治疗阶段,基于患者风险态度及价值偏好对药物治疗方案的风险利益进行分析权衡,将治疗方案进行分类,为医务人员临床治疗方案选择及更换提供参考,实现以患者为中心的个性化合理用药。

（2）在指标权重确定上,引入基于模糊语言偏好关系的 AHP 法,不仅便于分析患者对治疗方案的不确定需求,而且只需要患者对相应准则进行 $n-1$ 次两两判断,无须考虑判断矩阵的一致性,计算过程由 Matlab 程序完成,与传统方法相比更简单易行,为医患共同参与式临床决策中患者需求的表达提供了有效方式。

（3）以图示法对治疗方案分类。首先,基于风险 - 利益两个维度,根据患者风险态度及价值偏好确定风险及利益的截断水平,将备选治疗方案分为四类,并对不同治疗方案的选择策略进行了分析。之后,将患者的风险利益权衡函数作为治疗方案选择的分界线,辅助临床治疗方案选择,使治疗方案的风险利益分析更清楚、简洁。

7.2.1　治疗方案分类过程

在临床治疗方案选择阶段,利用证据理论建立疾病治疗方案风险 - 利益评估体系,基于患者的风险态度及价值偏好运用多准则决策方法对治疗方案的风险 - 利益进行评估,具体步骤如下。

7.2.1.1　治疗方案分类风险 - 利益评估体系的设定

根据具体疾病,在文献调研及专家建议的基础上,围绕疾病治疗方案的风险 - 利益层层分解出治疗方案评价指标集合,建立适合该疾病治疗方案评估的指标库。一般情况下,将治疗方案风险 - 利益指标体系分为三层。

（1）准则层 $P_i, i = R, B$,包括风险准则 P_R、利益准则 P_B,其中,风险准则是对接受治疗的患者可能造成的伤害,利益准则是对接受治疗的患者产生的益处。

（2）一级指标层 $P_{ij}, j = 1, 2, \cdots, n_i$,其中,风险准则的一级指标包括安全性、耐受性及不当用药等,利益准则的一级指标包括疗效方面、生活影响及便利性等（见图 7-3）。

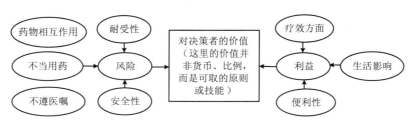

图 7-3　治疗方案风险 - 利益评估体系

（3）二级指标层：在每个一级指标下设若干二级指标 $P_{ijl}, l=1,2,\cdots,n_{ij}$。二级指标的选取应针对具体病种治疗过程中可能出现的治疗效果、不良反应等具体情况设定。治疗方案指标体系的选择应该能够反映不同患者对治疗方案最关注的特征，并且各指标应该是不相关的。

7.2.1.2　备选方案及其各指标值的确定

根据文献研究及专家经验，由专家组确定该疾病治疗的备选方案集 A，$A=\{A_1,A_2,\cdots,A_m\}$，并给出各备选方案指标值 $v_{ijl}^k, k=1,2,\cdots,m$。由于各指标值可能具有不同的度量单位及取值范围，可以利用单调函数方法将其设置在 $[0,1]$ 区间 [14]。

7.2.1.3　基于模糊语言偏好关系 AHP 的评估指标权重确定

本节运用只需 $n-1$ 次比较判断的模糊语言偏好关系 AHP 法分别确定一级指标层权重 $\tilde{\omega}_{ij}$ 及二级指标层权重 $\tilde{\omega}_{ijl}$，具体步骤如下。

1. 确定层次分析结构

明确评估体系的层次分析结构，最上层为需要达到的目标，第二层为评估准则层 $P_a, a=1,2,\cdots,n$，最下层为待排序对象。

2. 构造模糊判断矩阵

邀请患者选择模糊语言变量来描述一个评估指标与相邻评估指标的相对重要程度，构造模糊语言偏好关系（见表 7-10）。

表 7-10　相邻准则判断比较结果

目标	P_1	P_2	P_3	$\cdots$	P_{n-1}	P_n
P_1	$\times$	$\tilde{p}_{12}$	$\times$	$\times$	$\times$	$\times$
P_2		$\times$	$\tilde{p}_{23}$	$\times$	$\times$	$\times$
P_3			$\times$	$\ddots$	$\times$	$\times$
$\vdots$				$\times$	$\ddots$	$\times$
P_{n-1}					$\times$	$\tilde{p}_{(n-1)n}$
P_n						$\times$

其中，语言变量 $\tilde{p}_{ab}$ 表示患者对第 a 个指标与第 b 个指标相比较的模糊偏好判断。语言变量 $\tilde{p}_{ab}$ 取值见表 7-11，$\tilde{p}_{ab}=(p_{ab}^l,p_{ab}^m,p_{ab}^r)$。语言偏好关系是指决策者对评估指标两两比较的偏好信息集合 P，$P=(p_{ab})$，其中，隶属度函数 $\mu_P:S\times S\to[0,1]$，$p_{ab}=P(P_a,P_b)$，$\forall a,b\in\{1,2,\cdots,n\}$。$p_{ab}$ 表示决策者认为指标 P_a 比指标 P_b 重要的程度：$p_{ab}=0.5$ 表示决策者对指标 P_a 与指标 P_b 的偏好相同；$p_{ab}=1$ 表示决策者完全偏好指标 P_a；$p_{ab}>0.5$ 表示决策者对指标 P_a 比指标 P_b 的更偏好一些 [6]。

表 7-11 模糊语言评估变量

语言变量	三角模糊数
非常重要（VI）	$(0.9,1.0,1.0)$
重要（I）	$(0.7,0.9,1.0)$
较重要（MI）	$(0.5,0.7,0.9)$
同等重要（M）	$(0.3,0.5,0.7)$
较不重要（MT）	$(0.1,0.3,0.5)$
不重要（T）	$(0,0.1,0.3)$
很不重要（VT）	$(0,0,0.1)$

该方法只需患者对相邻评估指标进行 $n-1$ 次判断，缺失信息值可根据可加互反性和一致性原则，由式（7-23）~ 式（7-26）计算得到。

$$p_{ab}^l + p_{ba}^r = 1, p_{ab}^m + p_{ba}^m = 1, p_{ab}^r + p_{ba}^l = 1 \tag{7-23}$$

$$p_{a(a+1)}^l + p_{(a+1)(a+2)}^l + \cdots + p_{(b-1)b}^l + p_{ba}^r = \frac{b-a+1}{2}, \forall a < b \tag{7-24}$$

$$p_{a(a+1)}^m + p_{(a+1)(a+2)}^m + \cdots + p_{(b-1)b}^m + p_{ba}^m = \frac{b-a+1}{2}, \forall a < b \tag{7-25}$$

$$p_{a(a+1)}^r + p_{(a+1)(a+2)}^r + \cdots + p_{(b-1)b}^r + p_{ba}^l = \frac{b-a+1}{2}, \forall a < b \tag{7-26}$$

在计算过程中，$\tilde{p}_{ab}$ 可能会落在 $[-c,1+c](c>0)$ 区间内，需要通过函数式（7-27）将其转化到 $[0,1]$ 区间内。

$$f(x^l) = \frac{x^l + c}{1+2c}, f(x^m) = \frac{x^m + c}{1+2c}, f(x^r) = \frac{x^r + c}{1+2c} \tag{7-27}$$

3. 计算评价指标的模糊权重

每个指标的模糊权重可由公式（7-29）求得：

$$\tilde{\mu}_a = \sum_{b=1}^n \tilde{p}_{ab} / n \tag{7-28}$$

$$\tilde{\omega}_a = \tilde{\mu}_a / \sum_{a=1}^n \tilde{\mu}_a \tag{7-29}$$

其中，$\tilde{\mu}_a$ 为第 a 个指标与其他指标比较结果的几何平均值；$\tilde{\omega}_a$ 即为第 a 个指标的模糊权重。

7.2.1.4 基于患者风险利益权衡函数的治疗方案分类

首先，由 $\tilde{\omega}_{ij}$ 和 $\tilde{\omega}_{ijl}$ 及各个方案指标值计算得到每个方案的 $\tilde{V}_R^k$ 和 $\tilde{V}_B^k$，其中 $\tilde{V}_R^k$ 和 $\tilde{V}_B^k$ 分别为整体风险评估的模糊值和利益评估的模糊值，$\tilde{V}_R^k = (V_R^{kl}, V_R^{km}, V_R^{kr})$，$\tilde{V}_B^k = (V_B^{kl}, V_B^{km}, V_B^{kr})$，计算公式如下：

$$\tilde{V}_R^k = \sum_{j=1}^{n_R} \sum_{l=1}^{n_{Rj}} \tilde{\omega}_{Rj} \tilde{\omega}_{Rjl} v_{Rjl}^k$$

$$\tilde{V}_B^k = \sum_{j=1}^{n_B} \sum_{l=1}^{n_{Bj}} \tilde{\omega}_{Bj} \tilde{\omega}_{Bjl} v_{Bjl}^k \tag{7-30}$$

由公式（7-30）去模糊化，可求得整体风险评估值 V_R^k 和利益评估值 V_B^k：

$$V_R^k = \frac{V_R^{kl} + V_R^{km} + V_R^{kr}}{3}$$

$$V_B^k = \frac{V_B^{kl} + V_B^{km} + V_B^{kr}}{3}$$

（7-31）

根据评价结果，基于风险 - 利益两个维度，将备选治疗方案分为四类。

Ⅰ类治疗方案：$V_R^k < \gamma_R \alpha$，$V_B^k < \gamma_B \beta$

Ⅱ类治疗方案：$V_R^k < \gamma_R \alpha$，$\gamma_B \beta \le V_B^k \le \beta$

Ⅲ类治疗方案：$\gamma_R \alpha \le V_R^k \le \alpha$，$V_B^k < \gamma_B \beta$

Ⅳ类治疗方案：$\gamma_R \alpha \le V_R^k \le \alpha$，$\gamma_B \beta \le V_B^k \le \beta$

其中，α 为治疗方案风险准则评估值可取的最大值；β 为治疗方案利益准则评估值可取的最大值；$\gamma_R \alpha$ 表示患者对治疗方案"高风险"和"低风险"截断水平；$\gamma_B \beta$ 表示患者对治疗方案"高利益"与"低利益"截断水平；γ_R, γ_B 可根据不同患者的风险利益态度来确定，其中 $\gamma_R, \gamma_B \in [0,1]$。

由于现实中可能更多的是高风险、高利益的备选方案，需要患者对风险利益的进一步权衡，本文通过式（7-32）确定患者的风险利益权衡函数：

$$f_{(\Delta V_R^k)} = V_B^0 + \lambda(V_R^k - V_R^0)$$

（7-32）

其中，$f_{(\Delta V_R^k)}$ 为第 k 种治疗方案与不治疗方案相比，患者在相应的风险增量下可接受的意愿利益值；V_B^0 为患者不接受治疗可得到的效用值；λ 为风险利益权衡系数，如果 $\lambda \ge 1$ 表示增加的利益不超过增加的风险，患者才能接受该治疗方案，$\lambda < 1$ 表示患者宁愿冒更大的风险得到治疗利益。

然后，将患者的风险利益权衡函数作为治疗方案优劣的分界线，在基线左上侧的治疗方案对该患者来说是最容易接受的，可供医务人员在治疗方案选择时参考。

7.2.2　案例应用

特发性矮小（idiopathic short stature，ISS）是一种目前尚无可认知的原因引起的、非生长激素缺乏的复杂疾病，是儿童身材矮小中最常见的类型。由于病因未知，治疗效果方面受诸多因素影响，个体反应呈高度可变性，治疗非常棘手。本节在文献 [2] 的基础上，利用基于语言模糊偏好关系的 AHP 法测量患者的个人偏好，根据患者个体偏好对治疗方案进行分类。

首先，本节引用 Felli 等针对特发性矮小症治疗方案风险 - 利益评估体系对治疗方案进行分类研究（见图 7-4），每个指标的含义及水平分级情况详见文献 [2]，以文献中所给出的特发性矮小症治疗方案及治疗方案的指标值为例（见表 7-12）进行分析。

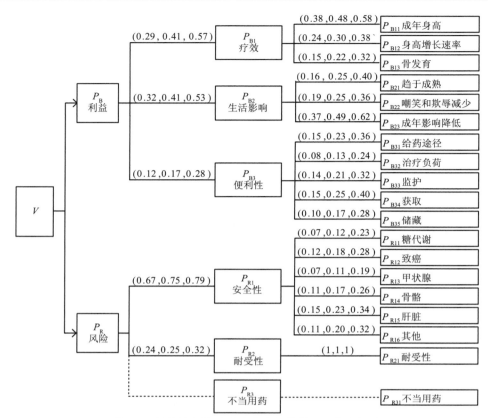

图 7-4　特发性矮小症治疗方案评估体系及指标权重

表 7-12　特发性矮小症治疗方案各属性规范化水平值

评价指标	方案 1	方案 2	方案 3	方案 4	方案 5	方案 6	方案 7	方案 8
P_{B11}	0	0.75	0.75	0.25	0.25	0.50	0.50	0.50
P_{B12}	0	0.75	0.75	0.75	0.5	0.50	0.50	0.50
P_{B13}	1.00	0.75	0.75	0.50	0.75	0.75	0.75	0.75
P_{B21}	0	0.75	0.75	0.50	0.25	0.50	0.50	0.50
P_{B22}	0	0.75	0.75	0.50	0.25	0.50	0.50	0.50
P_{B23}	0	0.50	0.50	0.25	0.25	0.25	0.25	0.25
P_{B31}	1.00	0.25	0.25	0.60	0.5	0.20	0.25	0.60
P_{B32}	1.00	0.90	0.90	1.00	1.00	0.30	0.30	1.00
P_{B33}	1.00	0.20	0.20	0.20	0.64	0.06	0.06	0.20
P_{B34}	1.00	0.50	0.90	0.90	1.0	0.90	0.20	0.90
P_{B35}	1.00	0.20	0.50	0.80	0.8	0.20	0.20	0.50
P_{R11}	0	0.25	0.25	0.25	0.25	1.00	1.00	0.25
P_{R12}	0	0.25	0.25	0.25	0.25	0.60	0.25	0.60
P_{R13}	0	0.25	0.25	0	0	0	0	0.25

续表

评价指标	方案 1	方案 2	方案 3	方案 4	方案 5	方案 6	方案 7	方案 8
P_{R14}	0	0.25	0.25	0	0	0	0	0.50
P_{R15}	0	0	0	0.40	0.40	0.70	0.70	0
P_{R16}	0	0.25	0.25	0.25	0.25	1.00	0.75	0.25
P_{R21}	0	0.50	0.50	0.40	0.40	0.70	0.70	0.70
P_{R31}	0	II	III	IV	I	II	II	III

　　然后,邀请患者 D 及其家属利用表 7-11 中的模糊语言变量分别对治疗方案一级及二级评估指标进行重要度评价(见表 7-13),并利用模糊语言偏好关系 AHP 法由 Matlab 软件计算可求得患者 D 及家属对风险及利益评估准则的一级及二级指标的偏好模糊权重,结果见图 7-4。

表 7-13　相邻指标的两两比较

目标	指标比较	变量	目标	指标比较	变量
P_B	$P_{B1}:P_{B2}$	M	P_R	$P_{R1}:P_{R2}$	VI
	$P_{B2}:P_{B3}$	I	P_{R1}	$P_{R11}:P_{R12}$	T
P_{B1}	$P_{B11}:P_{B12}$	VI		$P_{R12}:P_{R13}$	VI
	$P_{B12}:P_{B13}$	MI		$P_{R13}:P_{R14}$	T
P_{B2}	$P_{B21}:P_{B22}$	M		$P_{R14}:P_{R15}$	T
	$P_{B22}:P_{B23}$	VT		$P_{R15}:P_{R16}$	MI
P_{B3}	$P_{B31}:P_{B32}$	VI	P_{R2}	P_{R21}	I
	$P_{B32}:P_{B33}$	T			
	$P_{B33}:P_{B34}$	MI			
	$P_{B34}:P_{B35}$	T			

　　最后,计算将评估准则的一级及二级指标的偏好模糊权重与治疗方案的加权,去模糊化,可以得到治疗方案各指标下的绩效值,见表 7-14。分别将利益与风险部分求和可以得到各治疗方案的整体风险利益评估值(见图 7-5 和图 7-6)。

表 7-14　各治疗方案一级指标下相应的评估值

评价指标	方案 1	方案 2	方案 3	方案 4	方案 5	方案 6	方案 7	方案 8
P_{B1}	0.107 8	0.341 7	0.341 7	0.208 0	0.200 7	0.253 7	0.244 5	0.253 7
P_{B2}	0.013 2	0.288 2	0.288 2	0.174 1	0.114 1	0.174 1	0.164 8	0.174 1
P_{B3}	0.235 1	0.090 7	0.126 1	0.160 6	0.182 4	0.084 2	0.060 9	0.148 4
P_{R1}	0.000 0	0.158 9	0.158 9	0.173 9	0.173 9	0.476 7	0.353 4	0.243 6
P_{R2}	0.000 0	0.134 0	0.134 0	0.107 2	0.107 2	0.187 6	0.187 6	0.187 6

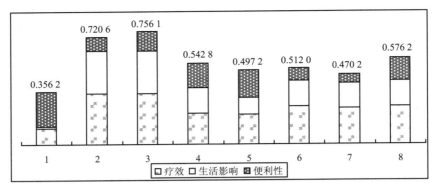

图 7-5 各治疗方案利益评估值累计图

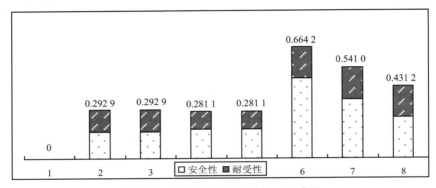

图 7-6 各治疗方案风险评估值累计图

为了消除不同的度量单位及取值范围对评估结果的影响,专家组将治疗方案各指标值设置在 [0, 1] 区间。因此,α 与 β 可取的最大值均为 1。本节选取 $\alpha/2$ 和 $\beta/2$ 作为治疗方案风险、利益的截断水平,根据风险及利益评估值,将备选治疗方案分为四类,见图 7-7。

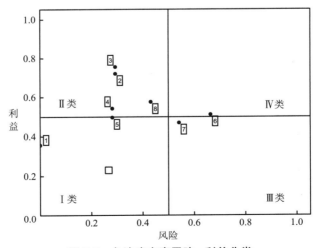

图 7-7 各治疗方案风险 - 利益分类

不同类型的治疗方案各有特点,Ⅰ类治疗方案的特点是低利益、低风险,一些风险规避型的患者可能会偏好,包括方案 1 和 5,其中方案 1 是不进行治疗,治疗风险为 0,部分患者在风险利益权衡后可能会优先选择该方案;Ⅱ类治疗方案包括方案 2、3、4、8,这类方案是一般患者都喜欢选择的高利益、低风险的方案,其中方案 3 相对最优;而Ⅲ类型治疗方案是一般患者都不喜欢选择的低利益、高风险的方案,方案 7 属于该类;Ⅳ类型治疗方案高利益、高风险,一些风险喜好型的患者更偏好于这类治疗方案,但本节中方案 6 在该患者及家属的偏好下,与Ⅱ类治疗方案相比没有表现出高利益,风险利益权衡无优势。

为了进一步明确患者对治疗方案风险利益的权衡,我们根据患者的风险利益权衡函数进行治疗方案划分。本节以患者对治疗方案的利益增量与风险增量相同时患者才乐意接受该治疗方案为例进行计算,即风险利益权衡系数 $\lambda=1$,可得患者的风险利益权衡函数:

$$f_{(\Delta V_R^k)} = 0.3562 + V_R^k$$

将该函数作为治疗方案优劣的分界线,其中, $V_B^2 > f_{(\Delta V_R^2)}$, $V_B^3 > f_{(\Delta V_R^3)}$,其他治疗方案的利益增量均小于风险增量(见图 7-8)。因此,治疗方案 2 和 3 在患者的风险利益权衡中更容易被接受。在临床决策时,医务人员可结合患者的生理病理学特征,参考治疗方案分类对治疗方案进行选择及更改。

本案例中治疗方案各指标值是在正确使用治疗方案的前提下得到的,因此,将 P_{R3} 指标以图形的方式单列出来 [2],作为一种维度对治疗方案进行约束(见图 7-8),主要用于辅助治疗方案的分类,特别是在选择容易发生不当用药的治疗方案时,用于提醒医务人员注意治疗方案用药安全及对血液浓度进行监测等。

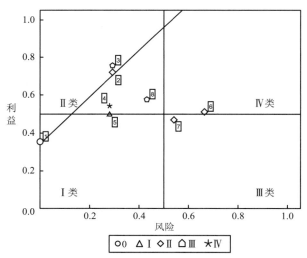

图 7-8　风险 - 利益权衡函数及不当用药指标调整治疗方案分类

7.3　本章小结

随着医学技术的进步,同一种疾病可供选择的治疗方案也越来越多。但人体是一个复杂的生命体,医疗风险无刻不在,且具有风险水平高、影响因素复杂以及后果严重等特点。

在治疗方案评估过程中评估者常在各指标的偏好权重及治疗方案指标值评价中表现出不确定性。因此,本章在考虑患者偏好的基础上,在循证决策的基础上探索治疗方案不确定性评估的方法。

(1)本章考虑治疗方案评估过程中评估者对各指标的偏好权重及治疗方案指标值的不确定性及患者的风险态度及价值偏好,提出了基于 EVIDEM 和模糊多属性群决策的治疗方案评估方法。首先,利用循证证据构建 EVIDEM 评估体系,然后,运用基于模糊语言偏好关系的层次分析法及改进的 TOPSIS 法从定性及定量两类指标对药物进行评估。算例表明该方法实现了更准确有效地对不同治疗领域的药物进行评估,可以为临床用药指南制定及国家基本药物遴选等提供参考。

(2)本章针对医患共同参与式决策模式医患沟通阶段,医疗工作人员缺乏与患者进行有效沟通的时间,患者无法有效参与临床决策,表达自己的真正需求,提出了一种基于患者个体风险态度及价值偏好的治疗方案分类方法。该方法从风险和利益两个维度建立治疗方案评估指标体系,利用只需 $n-1$ 次比较判断的模糊语言偏好关系 AHP 法确定评价指标权重,然后依据患者对治疗方案风险 - 利益的权衡设定分界线,实现基于患者个体偏好对不同治疗方案进行科学分类,为医患共同参与式决策研究及医务人员临床制定个性化治疗方案提供参考意见。

本章参考文献

[1] POLINDER S, SEGUI-GOMEZ M, TOET H, et al. Systematic review and quality assessment of economic evaluation studies of injury prevention[J]. Accid Anal Prev, 2012, 45: 211-221.

[2] FELLI J C, NOEL R A, CAVAZZONI P A. A multiattribute model for evaluating the benefit-risk profiles of treatment alternatives[J]. Medical decision making, 2009, 29(1): 104-115.

[3] CIPRIANI A, FURUKAWA T A, SALANTI G, et al. Comparative efficacy and acceptability of 12 new-generation antidepressants: a multiple-treatments meta-analysis[J]. Lancet, 2009, 373(9665): 746-758.

[4] GOETGHEBEUR M M, WAGNER M, KHOURY H, et al. Bridging health technology assessment(HTA)and efficient health care decision making with multicriteria decision analysis(MCDA): applying the EVIDEM framework to medicines appraisal[J]. Medical decision making, 2012, 32(2): 376-388.

[5] SUN C C. A performance evaluation model by integrating fuzzy AHP and fuzzy TOPSIS methods[J]. Expert systems with applications, 2010, 37(12): 7745-7754.

[6] WANG T C, CHEN Y H. Applying fuzzy linguistic preference relations to the improvement of consistency of fuzzy AHP[J]. Information sciences, 2008, 178(19): 3755-3765.

[7] JOHNSTONE M J, KANITSAKI O. Engaging patients as safety partners: some consider-

ations for ensuring a culturally and linguistically appropriate approach[J]. Health policy, 2009, 90(1):1-7.

[8]　LYND L D, O'BRIEN B J. Advances in risk-benefit evaluation using probabilistic simulation methods: an application to the prophylaxis of deep vein thrombosis[J]. Journal of clinical epidemiology, 2004, 57(8): 795-803.

[9]　SADATSAFAVI M, MARRA C, MARRA F, et al. A quantitative benefit-risk analysis of isoniazid for treatment of latent tuberculosis infection using incremental benefit framework [J]. Value in health, 2013, 16(1): 66-75.

[10]　NACI H, O'CONNOR A B. Assessing comparative effectiveness of new drugs before approval using prospective network meta-analyses[J]. Journal of clinical epidemiology, 2013, 66(8): 812-816.

[11]　GUO J J, PANDEY S, DOYLE J, et al. A review of quantitative risk-benefit methodologies for assessing drug safety and efficacy: report of the ISPOR risk-benefit management working group[J]. Value in health, 2010, 13(5): 657-666.

[12]　曾昭耆. 重视患者个体差异中的人文特点 [J]. 中华全科医师杂志, 2006, 5(3): 136-138.

[13]　TALLARIDA R J, MURRAY R B, EIBEN C. A scale for assessing the severity of diseases and adverse drug reactions. Application to drug benefit and risk[J]. Clinical pharmacology and therapeutics, 1979, 25(4): 381-390.

[14]　GOETGHEBEUR M M, WAGNER M, KHOURY H, et al. Evidence and value: impact on decision making: the EVIDEM framework and potential applications[J]. BMC health services research, 2008, 8: 270.